Tipo de piel	Aplicación
				abundante de leche de limpieza y remover con agua o disco.
PASO 2	Gel o espuma		El gel es apto para todo tipo de pieles, mientras que las espumas funcionan mejor en pieles mixtas o grasas.	Mojar la cara con agua templada hasta humedecerla, mojar las palmas de las manos y colocar el gel o espuma sobre ellas y masajear rostro y escote. Enjuagar bien y secar la cara con toquecitos.
EXFOLIACIÓN	Opción A	Química	AHA	Pieles normales a secas. Pieles dañadas por el sol y/o con marcas de envejecimiento.	Colocar unas gotas en un disco de algodón o algodón y aplicar con toquecitos. No enjuagar.
			BHA	Pieles grasas, mixtas, acneicas.	
	Opción B	Física		Pieles normales, grasas y mixtas.	Aplicar sobre la piel húmeda durante treinta segundos para retirar manualmente todas las células muertas. Enjuagar con agua.

RUTINA	PRODUCTO		PARA QUÉ TIPO DE PIEL O NECESIDAD	CÓMO APLICARLO
	TIPO	INGREDIENTES		
PASO 1 LIMPIEZA	Opción A	Aceite o bálsamo	Todo tipo de pieles.	Aplicar sobre el rostro seco y masajear hasta remover todos los restos de maquillaje. Enjuagar con agua o pasar un disco de algodón.
	Opción B	Agua micelar	Pieles normales, mixtas y grasas.	Humedecer un disco de algodón con abundante agua micelar y aplicarlo sobre el rostro unos segundos para que haga efecto. Después, con movimiento de arrastre, remover suavemente los restos de maquillaje.
	Opción C	Leche de limpieza	Pieles secas y/o ~~sensibles~~.	Sobre rostro húmedo, aplicar una cantidad

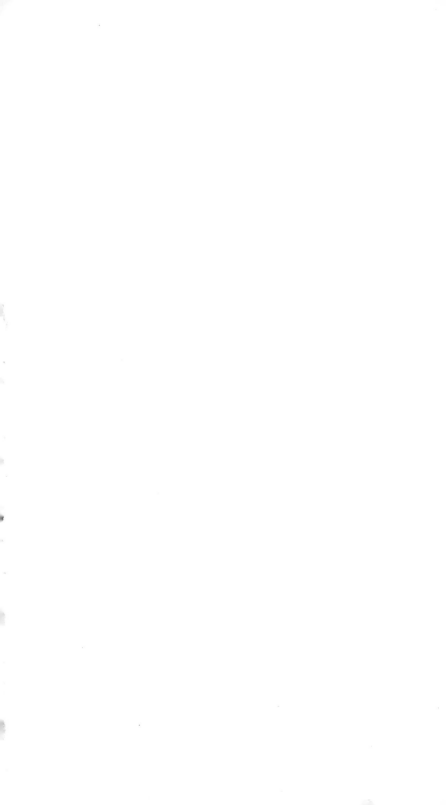

HIDRATACIÓN	Crema	ácido tranexámico.	
		Vitamina C	Para pieles opacas.
		Ácido hialurónico, karité, glicerina.	Para pieles deshidratadas.
PROTECCIÓN	Química		Para todo tipo de pieles, pero con precaución en pieles sensibles porque puede irritar.	Aplicar unos diez minutos antes de salir al sol para asegurarse de que se hayan evaporado los ingredientes disolventes y se haya absorbido el protector. Reaplicarlo cada dos horas o una hora si estuvimos en el agua.
	Física		Para todo tipo de pieles, ideal para pieles sensibles.	

MASCARILLAS	Opción A	Exfoliantes		Para todo tipo de pieles.	Seguir instrucciones del fabricante, las exfoliantes suelen requerir enjuague.
	Opción B	Hidratantes			
	Opción C	Antioxidantes			
CONTORNO DE OJOS	Opción A	Hidratantes		Para todo tipo de pieles.	Seguir la estructura ósea de tu rostro y dar palmaditas suaves con el dedo anular para que se absorba el producto. ¡No colocar muy cerca del ojo!
	Opción B	Antiage		Para arrugas y líneas de expresión.	
	Opción C	Ácido glicólico		Para aclarar manchas.	
	Opción D	Vitamina C		Iluminar la zona de los ojos.	Si vas a aplicar maquillaje después, lo ideal es usar los que tienen base de silicona.
	Opción E	Despigmentantes	Caféina	Para aclarar ojeras.	
			Retinol, ácido glicólico, ácido hialurónico.	Para combatir las arrugas.	Aplicar directamente sobre el rostro. Seguir la guía de cantidades que encontrarás en el capítulo 8.
			Vitamina C, niacinamida, ácido glicólico, despigmentantes.	Para tratar las manchas.	

...igual que la exfoliación física, pero hay que dejar el producto unos segundos más.

TÓNICOS	Opción A	Hidratantes	Para todo tipo de pieles.	Para aplicarlo, humedecer un disco o aplicar un chorrito en las manos y pasarlo por el rostro hasta humedecerlo. Ejercer un poquito de presión para una mejor absorción del producto en la piel.
	Opción B	Calmantes	Para pieles sensibles e irritadas o con acné.	
SÉRUMS	Opción A	Hidratantes — Glicerina, ácido hialurónico.	Para todo tipo de pieles, en especial las deshidratadas.	Se aplican, en la mayoría de los casos, tanto de día como de noche. Colocar 3 o 4 gotas sobre la palma de la mano, frotar y aplicar en el rostro. También se puede usar el gotero sobre el rostro, evitando el contacto directo con la piel.
	Opción B	Antioxidantes — Niacinamida	Piel grasa, poros marcados, rojeces.	
		Antioxidantes — Vitamina C	Para arrugas, para balancear el tono de la piel, para pieles opacas.	
	Opción C	Antiarrugas — Ácido hialurónico.	Para arrugas y líneas de expresión. Para granitos.	

SKIN CARE

para una

PIEL

RADIANTE

DANIELA LÓPEZ

@soydadatina

SKIN CARE

para una

PIEL

RADIANTE

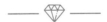

Una guía para triunfar sin
gastar una fortuna

Urano

Argentina – Chile – Colombia – España
Estados Unidos – México – Perú – Uruguay

Título original: #Pieles Reales
Publicado originalmente por Ediciones Urano (Argentina)

1.ª edición Noviembre 2023

Copyright © 2021, 2023 by Daniela López
All Rights Reserved
© 2023 by Urano World Spain, S.A.U.
Plaza de los Reyes Magos, 8, piso 1.º C y D – 28007 Madrid
www.edicionesurano.com

ISBN: 978-84-18714-29-0
E-ISBN: 978-84-19936-30-1
Depósito legal: B-16.927-2023

Fotocomposición: Ediciones Urano, S.A.U.

Impreso por: LIBERDÚPLEX
Ctra. BV 2249 km 7,4 – Polígono Industrial Torrentofondo
08791 Sant Llorenç d'Hortons (Barcelona)

Impreso en España — Printed in Spain

Para mi mamá.

Espero que no tenga faltas de ortografía.

Para Alejo, quien me acompañó y apoyó durante todo el proceso.

Gracias por mantener la casa todos estos meses, te amo.

A Rodolfo, gracias por confiar en mí.

Y finalmente, para todos/as vosotros/as.

Índice

Prólogo

Dadatina (como todos la conocemos hoy, gracias a su hermano que cuando era bebé la llamaba *Da Da...* y a que las claves de internet le pedían más de ocho dígitos) es licenciada en Instrumentación Quirúrgica, cosmetóloga e influencer. De pequeña soñaba con ser comunicadora y, sin darse cuenta, se convirtió en la revolución de la comunicación. No sé cómo os pasó a vosotros, pero yo, siendo dermatólogo, un día la empecé a seguir y me volví fanático de sus *posts*. Desde el primer día sentí algo especial, cada día tenía la necesidad de ver con qué nos iba a sorprender y ahí estaba ese #Dadatazo. Realmente cada consejo tenía mucho trabajo; a medida que creció su comunidad, creció su compromiso con ellos, y, con sencillez y simpleza, educó a muchas de sus soldadas que siguen a rajatabla sus consejos. Sin duda, Daniela se ha convertido en una de la influencers más respetadas y queridas de las redes sociales. Ahora nos presenta su primer libro, resultado de todo ese trabajo, de la búsqueda constante de transmitir el lado B del cuidado de la piel de forma simple, clara y para todo el mundo. Os invito a recorrer estas páginas que no solo nos enseñan a cuidar la piel, sino también a adoptar rutinas de cuidado y a sentirnos mejor. Acordaos de lo que os digo:

este ejemplar va al lado del libro de recetas que necesitas usar y usar para esa comida preferida que te salva. En sus datos y tips no hay dobles sentidos ni segundas intenciones; encontraréis el punto justo que invita a conocer la piel, la importancia de protegerse del sol y las claves para no morir en el intento. Todo de una forma ágil y didáctica como solo Dadatina sabe hacer. Os dejo con las claves para la conexión entre una piel saludable y una piel bella pero real. Os dejo con un sueño cumplido, la recopilación de los mejores datos. Dicen que la cuarentena no dejó nada; yo veo el vaso lleno y suceden cosas como este libro, que se terminó de procesar y se hizo realidad. Como dermatólogo, me quedo asombrado por la simpleza con la que invita y suma cada día a más personas a cuidar su piel. Me emociona escribir este prólogo, te lo dije muchas veces, empecé a seguirte por un tag **y sin darme cuenta me convertí en tu admirador**. Querida Dani, esto es solo el comienzo.

Lucas Ponti

¡Bienvenidos!

Así como es difícil empezar una rutina de cuidado, es difícil empezar un libro. ¡Tengo tanto que contarte! Quiero que para cuando acabes este libro puedas conocer tu piel a fondo y así darle el cuidado que merece. Quiero ayudarte en el proceso de aprendizaje y que tengas acceso a la información, que puedas leer el libro que a mí me hubiera gustado leer antes.

Cuando empecé a interesarme por el cuidado de la piel hace unos años, no sabía ni mi tipo de piel ni cómo tratar la rosácea. Con la ayuda de mi dermatóloga, fui conociendo más a fondo mi piel y comencé a probar productos hasta encontrar qué era lo que me sentaba bien y qué era lo que me sentaba mal. En ese camino me formé, estudié cosmetología profesional, química cosmética, y hasta me animé a formular mis propios productos. Aprendí sobre regulaciones, fórmulas, ingredientes, accesorios y ahora mismo estoy realizando un máster para seguir ampliando mis conocimientos y poder transmitirlos de una manera didáctica, fácil y, espero, divertida.

Con este libro, mi principal objetivo es transmitiros el mensaje de que lo más importante es que primero conozcamos nuestra piel, los pasos de una rutina y los ingredientes que pueden beneficiarnos; después de tener todo eso en claro, podemos hacer una compra inteligente y responsable. Me parece importante que todo el mundo sepa que es posible cuidarnos la piel sin gastar miles de euros y que se puede empezar poco a poco sin necesidad de tenerlo todo.

¿Por qué elegí llamar a este libro #Skincare? Si eres soldada o soldado, seguro que sabes que desde mis redes sociales intento fomentar la normalización de las «imperfecciones» de la piel. Todas las pieles son hermosas. El mercado y la sociedad nos acostumbraron a pieles irreales: lisas, tiesas, sin manchitas, sin poros visibles, sin brillo. Eso simplemente es irreal. Aprendamos a amarnos y cuidar nuestra piel para llegar a su mejor versión, pero siempre real.

¡Espero que el contenido de este libro te ayude a tener una piel más saludable!

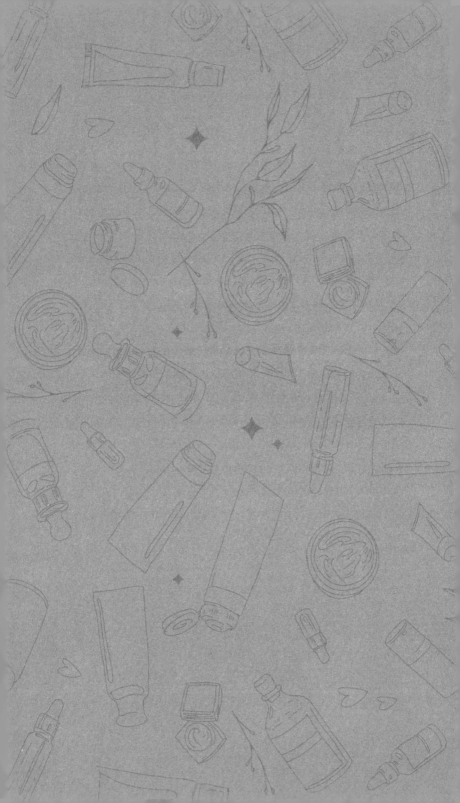

LA PIEL

y sus

CUIDADOS

ESTRUCTURA DE LA PIEL

Para aprender cómo cuidarnos, tenemos que conocer un poco sobre nuestra piel. Aparte, así nos encariñamos, ¿no?

La piel es el órgano más grande del cuerpo y es siempre cambiante. Se compone de tres capas principales: epidermis, dermis e hipodermis, que es el tejido subcutáneo. Cada una de ellas está formada por varias subcapas, que a su vez están acompañadas de folículos, glándulas sebáceas y sudoríparas, y cada una cumple una función particular.

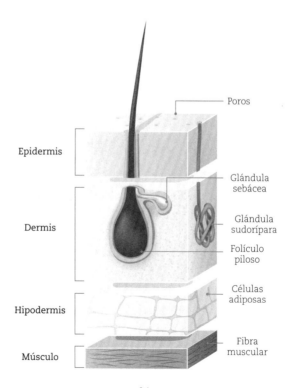

Epidermis

Dermis

Hipodermis

Músculo

Poros

Glándula sebácea

Glándula sudorípara

Folículo piloso

Células adiposas

Fibra muscular

Haremos una breve revisión de estas tres capas para entender la función de cada una.

EPIDERMIS

La epidermis es la capa superior de la piel, la que podemos tocar. Nos protege frente al frío, el calor, las toxinas, las bacterias y la pérdida de líquidos. Está recubierta por una parte acuosa y otra de lípidos, llamada película hidrolipídica. Esta tiene cinco subcapas de células compuestas de queratinocitos: la capa estrato basal (la más interna), el estrato espinoso, el estrato granuloso, el estrato lúcido y la capa córnea o estrato córneo (la más externa).

La capa córnea, a su vez, tiene otras veinte subcapas de células muertas aplanadas que se van desprendiendo, solas, de manera regular. El estrato córneo también es el asiento de los poros de las glándulas sudoríparas y las sebáceas, que ayudan a mantener la piel flexible y a protegerla de bacterias y hongos.

Por otro lado, la parte acuosa (el manto ácido protector) contiene ácido láctico, ácidos libres del sebo, aminoácidos varios y factores hidratantes naturales. Es también la que le da el pH a la piel, que oscila entre un 5,5 y un 5,9.

¿SABÍAS QUE la epidermis se renueva cada 28 días?

DERMIS

La dermis es la capa media de la piel, gruesa y elástica pero firme, compuesta por dos subcapas: la inferior y la superior.

Los principales componentes estructurales de la dermis son el colágeno y la elastina, tejidos conectivos que le dan un aspecto joven y firme a la piel. Estas fibras están recubiertas de una sustancia tipo gel (¡¡que contiene ácido hialurónico!!) y poseen una gran capacidad para retener agua y contribuir a mantener el volumen de la piel.

A medida que pasan los años, la producción de colágeno y elastina disminuye y la piel retiene menos agua, se la ve menos firme y es en ese momento cuando comienzan a aparecer las arrugas. Esto se puede acelerar aún más por factores externos, como la exposición al sol y el consumo de tabaco, entre otros hábitos.

Además de actuar como soporte para la epidermis, la dermis lleva adelante varias funciones vinculadas con las glándulas sebáceas y las sudoríparas que en ella se encuentran. Las glándulas sebáceas son las responsables de la liberación de aceite en la superficie de la piel, lo que permite que la piel permanezca húmeda y que no se asienten en ella sustancias externas. Las glándulas sudoríparas, por su lado, liberan agua y ácido láctico. Estas glándulas, junto con los folículos (también presentes en la dermis), permiten regular la temperatura de nuestro cuerpo y dan lugar a la homeostasis, que sería la estabilidad y autorregulación de la piel.

HIPODERMIS

Es la capa más interna de la piel. Está compuesta de células adiposas, fibras colágenas y vasos sanguíneos. Su principal función es colaborar en la regulación de la temperatura corporal y proveer un apoyo estructural a la piel.

TIPOS DE PIEL

¿Cómo vemos y sentimos nuestra piel? A partir de esos factores podemos mencionar cuatro tipos de piel:

* ✱ GRASA: de aspecto brillante, poros más acentuados.
* ✱ SECA: de aspecto opaco, puede escamarse en ciertas áreas.
* ✱ MIXTA: combinación de piel seca o normal con áreas de aspecto graso, normalmente en mentón, frente y nariz (la famosa *zona T*).
* ✱ «NORMAL»: en realidad, entre comillas, sería tener una piel en equilibrio con un tono uniforme, poros finos, sin puntos negros y poco reactiva.

Listo, ¿no?

No... La realidad es que por más que este sea el estándar, el tipo de piel puede tener muchísimas características que dependen de sus afecciones, sensibilidad, genética, clima en el que vives, etcétera. Además, no tenemos el mismo tipo de piel en invierno que en verano. Antes dije que era cambiante, ¿recuerdas? Nuestros hábitos y lo que nos rodea pueden afectarnos. Pero entonces, *¿cómo me doy cuenta de qué tipo de piel tengo?*

Antes que nada, **es importante ir al dermatólogo para descartar que tengamos alguna afección que implique que necesitemos medicamentos orales o tópicos para tratarla.** Por ejemplo, yo tengo rosácea, necesito utilizar sí o sí una crema recetada para mantener controlada la irritación que conlleva. Un especialista podrá asesorarte con mayor certeza sobre tu piel y sus características.

Segundo y fundamental: saber que esto puede llevar tiempo, es ideal para aprender sobre nuestra piel revisándola todos los días; por mañana puede verse de una manera y, con el transcurso de las horas, de otra.

Como punto de partida, te dejo esta ilustración con los distintos tipos de piel y las zonas en las que se perciben los cambios. Te ayudará a tener un parámetro de cuál es tu tipo de piel para que así puedas aprovechar al máximo los consejos y la información de este libro.

CAPÍTULO 1 LA PIEL Y SUS CUIDADOS

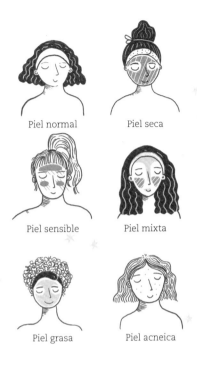

Piel normal

Piel seca

Piel sensible

Piel mixta

Piel grasa

Piel acneica

¿QUÉ PUEDE ALTERAR NUESTRO TIPO DE PIEL?

Los factores que pueden alterar la piel se dividen de manera general en dos grupos: externos e internos.

Dentro del primer grupo se encuentran variables como la rutina de cuidado (la exfoliación, la limpieza, la hidratación) el clima, la exposición al sol (que puede producir sequedad, arrugas y manchas), la contaminación ambiental (el *smog*) y la exposición al humo del tabaco (fumadores pasivos). Es importante destacar que, si bien todos estos factores son externos, no escapan a nuestro control y seguimos siendo nosotros los responsables de regular la exposición a ellos y de hacer lo máximo posible por reducir su impacto en nuestra piel.

El segundo grupo incluye las afecciones de la piel, los cambios hormonales (menstruación, embarazo y menopausia), nuestros hábitos (dieta, consumo de alcohol y tabaco), la genética y algunos medicamentos (las pastillas anticonceptivas, por ejemplo).

Para controlar estos factores existe una única clave: ¡el conocimiento! Si sabemos qué afección o qué medicamento, por ejemplo, está afectando nuestra piel, sabremos cómo actuar en su favor y qué cosas evitar, qué hábitos incorporar, qué productos utilizar. Del mismo modo, si somos conscientes de que el tabaco produce necrosis en nuestra piel, podremos elegir qué medidas tomar con relación a ese hábito. En cuanto a los cambios hormonales, si bien no los podemos evitar ni preparar nuestra piel de ninguna forma en particular, es importante tomar registro de las alteraciones que se producen en nuestra piel. Por ejemplo, durante los días de menstruación es frecuente que aparezcan más granitos. Ante la sospecha de un desorden hormonal, haz una consulta a un profesional.

En definitiva, ¡saber es cuidar!

MANCHAS EN LA PIEL

Las manchas en la piel, llamadas hiperpigmentación, ocurren cuando el melanocito produce más melanina (el pigmento que le da a la piel su color). Puede hacer que se formen parches de color más oscuro y afecta a todo tipo de piel. Existen tres grandes categorías: la primera es una respuesta posinflamatoria que suele ser consecuencia de acné, dermatitis atópica, rosácea o por depilación con cera, entre otras. La segunda es por el daño solar; y la tercera y, más compleja de tratar, es el melasma. Una vez que aparecen este tipo de manchas es muy difícil quitarlas. Se las ve como parches oscuros o hasta grisáceos en la piel, y pueden ser tanto hormonales como por el sol.

El tratamiento de manchas es un proceso largo y que sin constancia no produce cambios. Es ideal ir a un dermatólogo para que te indique un tratamiento adecuado, pero también se pueden tratar desde casa.

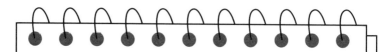

TIPS PARA CONTROLAR Y MEJORAR LA HIPERPIGMENTACIÓN

➟ **Protector solar:** sí o sí, no es negociable. De amplio espectro y mínimo factor 30 (aunque depende del fototipo y tal vez se necesite de un factor más alto, pero no te preocupes que en la parte de protector solar me detendré en esto en otro capítulo). El protector solar protege la piel de los rayos UV y mantiene la producción de melanina (lo que nos da el color bronceado) bajo control. Es recomendable también aplicar maquillaje sobre las manchas para darles aún más protección.

➟ **Exfoliaciones con AHAs (alfahidroxiácidos):** ácido glicólico, láctico y mandélico. Lo que hacen es quitar la capa superior de la piel (células muertas) para ayudar a acelerar la renovación celular. Hay muchos disponibles en el mercado, pero es importante acompañarse de un profesional para no dañar más la piel. También se pueden realizar tratamientos específicos cosmetólogos o cosmiatras.

➟ **Vitamina C:** si la utilizamos de día, inhibe la enzima que produce melanina y nos protege del sol (¡¡igualmente, ponte protector solar!!). De noche también sirve para combatir los daños del día. Además, atenúa las manchas.

➟ **Retinol y niacinamida:** podemos incluirlos en nuestra rutina. El primero incentivará la renovación celular y el segundo reduce la inflamación y brinda luminosidad.

AFECCIONES DE LA PIEL

En este apartado me detendré en los síntomas, causas y factores de riesgo de las distintas afecciones de la piel. Es importante y fundamental tratar estas afecciones con un profesional de la salud.

ROSÁCEA

Si me conoces, sabes que sufro de esta afección en mi propia piel. Es una condición que hasta el año 2018 se estimaba que más de 415 millones de personas en el mundo la padecen[1] y su diagnóstico es complejo porque se confunde fácilmente con el acné. Los primeros síntomas de la rosácea son el rubor o la rojez al reírse, al realizar deporte o al tomar alcohol. Eventualmente empeora y se focaliza en la nariz y las mejillas. A su vez, se desarrolla una hipersensibilidad a cosméticos y también a algunos alimentos y bebidas.

En ocasiones, la rosácea no tratada puede producir rinofima, que es la hinchazón y rojez en la nariz, que se engrosa y cobra un aspecto bulboso con las venas visibles. Se da con más frecuencia en hombres mayores de 50 años y se asocia con el consumo de alcohol, estrés y otros procesos infecciosos.

---

[1] Gether L, Overgaard LK, Egeberg A, Thyssen JP. *Incidence and prevalence of rosacea: a systematic review and meta-analysis.* Br J Dermatol 2018 Feb 25. doi: 10.1111/bjd.16481

Existen cuatro tipos de rosácea:

* PAPULOPOSTULAR: aparecen pápulas (montículos rojos y sin punta) y pústulas (granitos con pus) en la piel, además de la rojez generalizada, y es posible que se hinche un poco la cara.

* FIMATOSA: se comienza a engrosar la piel, los poros se ven más grandes. Aparece el rinofima.

* ERITEMATOSA: caracterizada por el sonrojo, vasos sanguíneos visibles, picazón e hinchazón. Afecta las mejillas, la frente y el mentón.

* OCULAR: en este caso, la esclera (parte blanca del ojo) tiene una sensación constante de quemazón, ardor, molestia y sequedad. Produce conjuntivitis y blefaritis (inflamación en el párpado). Empeora de manera notable con el uso de maquillaje.

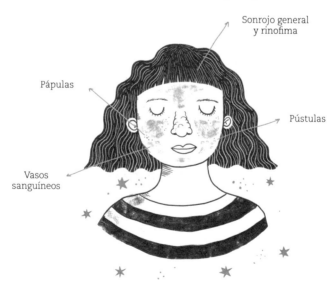

Sonrojo general y rinofima

Pápulas

Pústulas

Vasos sanguíneos

Si bien la causa de la rosácea es desconocida hasta el momento, existen varias teorías sobre lo que la despierta. La más popular indica que el contacto prolongado con la luz UV produce inflamación y cansancio en la piel y esto conduce a la rosácea. Otra teoría sostiene que la origina la pulga Demodex. Esta pulga es un ácaro que todos tenemos en nuestra piel, pero, según estos estudios, las personas que padecen de rosácea tienen una presencia hasta diez veces mayor del ácaro que una persona sin ninguna afección.

Los factores de riesgo para la rosácea son:

* Ser mujer.
* Ser mayor de 30 años.
* Tener piel clara (fototipo 1).
* Ser fumador/a.
* Tener antecedentes familiares de rosácea.

Ahora que ya sabes cuáles son las características de esta afección, repasemos cuáles son sus catalizadores. Para evitar los brotes, deberíamos seguir una dieta sin alcohol, sin picante, sin chocolate, sin contacto con mucho calor, pero ¡ojo! tampoco con mucho frío, porque también puede salir un brote. El estrés, el tabaco, el uso del jacuzzi, los masajes excesivos y la estimulación de los vasos sanguíneos (por ejemplo, el uso de ventosas) son otros de los catalizadores de esta afección.

No existe ningún examen para detectar la rosácea, por lo que el diagnóstico se dará a través del examen clínico de los síntomas.

La rosácea no tiene cura, pero podemos tomar una serie de acciones para mejorar nuestra piel. El tratamiento varía según el tipo que padezcamos, de cuán avanzado esté, cuán grave sea el brote que tengamos el día de la consulta con nuestro dermatólogo y otras características clínicas. El foco está en controlar los signos y los síntomas a través de la medicación e ir identificando y evitando los detonantes (disparadores de ciertas afecciones).

¿QUÉ CUIDADOS EXTRA PODEMOS TENER?

→ Los productos con ácido hialurónico son tus amigos. Proveen hidratación y la retienen.

→ La piel con rosácea es muy sensible, así que evitemos productos con alcohol, fragancias y exfoliantes de arrastre. Es importante revisar la lista de ingredientes y evitar los productos que contengan menta, eucalipto y hamamelis, ya que son conocidos irritantes, según la *National Rosacea Society.*

→ Utilizar protector solar todo el año y ser muy consciente de la reaplicación. Los filtros físicos son los más amigables y menos irritantes.

→ Para tener resultados a largo plazo, lo ideal son los tratamientos de luz pulsada y láser. Es, sin dudas, lo más exitoso para reducir los vasos dilatados y el engrosamiento de la piel, aunque no es una opción económica.

➳ Pocas veces recomiendo productos caseros pero este es un remedio que me sirvió muchísimo. Necesitas discos de algodón embebidos en un frasquito con té de manzanilla (que sea bien fuerte el té, de varias bolsitas o directamente en hebras). Guárdalo tres días en la nevera y todas las noches ponte los discos sobre donde sientas la inflamación.

Como persona que sufre esto en carne propia, sé lo difícil que es encontrar algún profesional que dé en el clavo, que entienda lo que estás atravesando y que te dé el tratamiento adecuado. También requiere armarse de mucha paciencia y aceptar que tenemos que ser mucho más cuidadosos, no solo con los productos de cuidado de *skincare*, sino también con los alimentos que consumimos.

PSORIASIS

Esta afección causa que la piel se ponga roja y escamosa. Suele aparecer en las zonas de flexión (las rodillas, los codos) y también en el pelo. Los síntomas son parches rojos, escamas plateadas, piel seca y quebradiza (con sensación de picazón, ardor y hasta sangrado), articulaciones hinchadas y duras, apariencia de caspa en el pelo por el desprendimiento de la piel seca y pápulas rojas o marrones.

Es una enfermedad crónica y sin cura pero, al igual que la rosácea, con el tratamiento correcto es muy manejable. Si sufres de psoriasis, puedes tener períodos en los que tu piel esté bien y tener momentos de brotes.

Existen cinco tipos oficiales de psoriasis:

★ PLACA. Es la más frecuente. Causa piel seca, levantada, escamas, parches, ardor y picazón. Afecta los codos, la espalda, las rodillas y la espalda en la zona lumbar.

★ UÑAS. Caracterizada por el crecimiento anormal de las uñas, con decoloración y resquebrajado. En algunos casos, incluso, se produce la separación de la uña del dedo.

★ *GUTTATA* («gota» en latín). Son pequeñas manchas rojas descamadas con forma de lágrima que aparecen en los brazos, piernas y parte media del cuerpo. Afecta a niños, jóvenes y adultos.

★ INVERSA. Es la que aparece en los pliegues de la piel (debajo de la cola y de las mamas, por ejemplo). Empeora por la fricción y la sudoración.

★ PUSTULAR. Esta es una forma más rara de psoriasis, que presenta pus en los parches y se localiza en las palmas de las manos y las plantas de los pies.

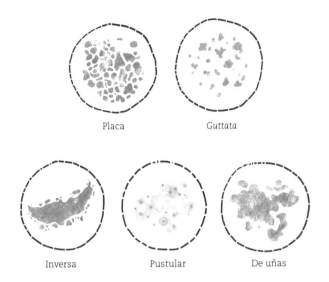

Placa   *Guttata*

Inversa   Pustular   De uñas

Las causas de esta afección también son desconocidas. La teoría más popular sostiene que se trata de un «fallo» en el sistema inmunológico que causa que la piel se quiera regenerar más rápido de lo normal. Si bien no se sabe qué produce ese fallo, se cree que los factores ambientales y la genética tienen un rol en su desarrollo.

Dentro de los factores de riesgo para esta afección se encuentran el estrés, la genética y el consumo de tabaco.

Ahora pasemos a los gatillos de la psoriasis. Estos son: infecciones en la piel, la temperatura (sobre todo la exposición a ambientes muy fríos y muy secos), quemaduras de sol, estrés, el tabaco, el alcohol, algunas medicaciones (como las de la presión o la antimalaria), el uso y o retiro de corticoides y esteroides.

A diferencia de la rosácea, la psoriasis sí se puede diagnosticar a través de un test (que consiste en una biopsia), además de la examinación médica de la piel, uñas y cuero cabelludo.

El tratamiento varía según la gravedad de la afección y tiene por objetivo controlar los signos y síntomas para ayudarte a convivir con la enfermedad sin que se agrave. Consiste en tres grandes núcleos: medicamentos tópicos, medicamentos orales y tratamientos de luz. Los primeros incluyen corticosteroides (cremas, ungüentos, geles, *sprays*, champús), formas sintéticas de vitamina D, retinoides y ácido salicílico para el cuero cabelludo. En el segundo grupo, los medicamentos más frecuentes para la psoriasis son los esteroides y los retinoides, entre otros. Y por último, existen distintos tipos de terapia de luz: exposición al sol, bandas cortas de luz artificial UVB y láser excimer.

¿QUÉ PODEMOS HACER EN NUESTRO DÍA A DÍA PARA CONVIVIR CON LA PSORIASIS?

➤➤ Tomar sol durante períodos cortos sobre la zona afectada todos los días. Para estas sesiones se recomienda utilizar protección solar en todo el cuerpo salvo en las partes afectadas. ¡Consulta con tu profesional cuánto tiempo es conveniente según tu situación!

➤➤ Cubrir las áreas afectadas con una crema o ungüento y envolverlo con papel film durante la noche.

➦ Mantener la piel afectada siempre hidratada.

➦ Baños de inmersión, en particular con avena o sales de baño.

➦ Por supuesto, ¡evitar todos los detonantes que mencionamos antes!

➦ Mantener una buena alimentación y un peso saludable.

DERMATITIS

Es la irritación general de la piel. Es supercomún y existen muchas causas y maneras en las que se presenta. La dermatitis suele reflejarse a través de un sarpullido, rojez, picazón, ampollas, pústulas y escamas. Se diagnostica a través de la examinación de la piel y de una biopsia.

Los tipos más frecuentes son:

★ ATÓPICA. Sarpullidos que pican en los pliegos de la piel (detrás de los codos, las rodillas, el cuello) y presencia de fluido si se rascan. La piel es más sensible a los productos dérmicos. ¡Ojo con las elecciones para el cuidado de la piel si tienes este tipo de dermatitis!

★ DE CONTACTO (o eccema). La padece entre el 10% y el 20% de la población mundial. Es típica cuando nos equivocamos con algún producto. La piel se ve roja e inflamada y pica. Esto ocurre cuando la piel entra en contacto con alguna sustancia que la irrita o le produce alergia; en los peores casos, pueden aparecer ampollas.

* SEBORREICA. Es muy parecida a la psoriasis (se diferencian clínicamente a través de una biopsia). Las glándulas sebáceas producen aceite de más y causan parches que se escaman, piel roja y caspa. Afecta a las áreas del cuerpo y de la cara que suelen desprender más sebo, más grasa (nariz, cejas, párpados, detrás de las orejas, pecho, espalda y las zonas en las que solemos sudar más).

* ECCEMA FOLICULAR. Se ve la piel más gruesa y se producen montículos en los folículos de pelos. Es más común en las personas afroamericanas.

* DISHIDROSIS. Se presenta como pequeñas ampollas y sequedad en manos y pies. Aunque la causa exacta no se sabe, el estrés, el exceso de lavado de manos, piel sensible y antecedentes de dermatitis atópica suelen relacionarse. Se puede prevenir utilizando jabones delicados e hidratando la piel.

Las causas de las dermatitis varían según el tipo de dermatitis que se diagnostique. La de contacto, como decía antes, está vinculada al uso de productos dérmicos. La atópica, por otro lado, está relacionada con la piel seca, deficiencias en el sistema inmunológico, contacto con algún alérgeno, o variación en los genes, entre otros.

Ahora bien, ¿quién es más probable que sufra de dermatitis? Los factores vinculados con esta afección son: la edad (es más frecuente en la infancia, si bien puede aparecer en cualquier momento), las alergias o el asma. Además, el contacto con metales, solventes y cloro aumenta el riesgo de la dermatitis de contacto.

¿QUÉ CUIDADOS PUEDO TENER PARA PREVENIR LA DERMATITIS?

➤ No rascarse. Esto suena básico, pero es muy importante. Estas infecciones pueden poner en riesgo tu vida.

➤ No usar agua caliente.

➤ Bañarse rápido.

➤ Usar limpiadores suaves (sin fragancias, aceites ni alcoholes irritantes)

➤ Hidratar la piel.

➤ Hacer una rutina con la menor cantidad de irritantes posibles.

ACNÉ

Ocurre cuando hay un exceso en la producción de sebo que provoca que los poros se «bloqueen». También se da cuando los folículos se obstruyen con células muertas. Puede ocasionar la presencia de puntos negros, granitos, comedones, pápulas, pústulas, nódulos o acné cístico.

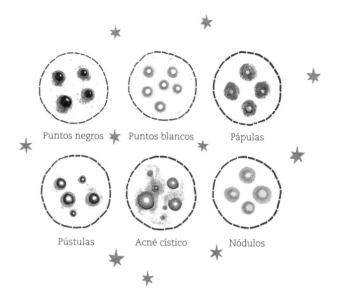

Puntos negros Puntos blancos Pápulas

Pústulas Acné cístico Nódulos

Las causas son:

* Bacterias.

* Inflamación.

* Cambios hormonales. Durante la pubertad se puede producir un exceso de hormonas andrógenas y eso hace que las glándulas sebáceas se agranden y produzcan más sebo.

* Medicaciones como esteroides, testosterona y antidepresivos.

* Estrés.

* Algunos estudios indican que ciertas comidas (como el pan o la lactosa) también pueden empeorar la afección.

El acné no discrimina, es frecuente en todas las etnias, todas las edades y todos los sexos. Ocho de cada diez adolescentes padece de esta afección y es más frecuente en chicos de 14 a 17 años y chicas de 16 a 19. Otros factores de riesgo son la genética y la fricción constante (por ejemplo, al utilizar el móvil, cascos o la mascarilla).

FORMACIÓN DEL ACNÉ

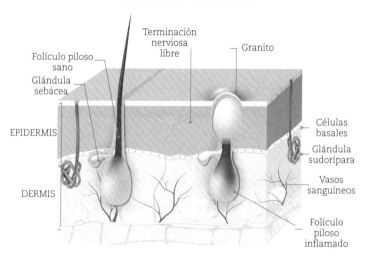

Puntos negros

Es una de las presentaciones más comunes. Aparecen como pequeñas elevaciones sobre la superficie de la piel de color oscuro. Esto se da cuando el folículo piloso se tapa por exceso de sebo, células muertas o bacterias. Aunque son más frecuentes en el rostro, también pueden aparecer en pecho, espalda, cuello, brazos y hombros.

¿Por qué podemos desarrollar puntos negros?

* Por producir exceso de sebo.
* Por irritación de los folículos cuando no se exfolia regularmente la piel.
* Por cambios hormonales a raíz de la menstruación, la adolescencia, la toma de anticonceptivos, entre otros.
* Por consumo de ciertos fármacos como andrógenos, corticoides, litio.
* Por desarrollo de la bacteria *Propionibacterium* en la piel.

Si bien hay algunos estudios que vinculan los hábitos alimenticios con el desarrollo del acné, como por ejemplo el consumo excesivo de carbohidratos, aún falta más evidencia para poder afirmarlo con seguridad.

Para tratarlos es necesario mantener una rutina de piel que incorpore ciertos ingredientes, como ácido salicílico, retinol y niacinamida, que ayudarán a que los poros se mantengan limpios y se minimicen las ocurrencias. Aun así, pueden llegar a salir y en ese caso es recomendable ir a un profesional para su extracción correcta para evitar lastimar la piel o dejar marcas.

Comedones

Son similares a los puntos negros pero permanecen debajo de la piel, por lo que no se extraen. Sus causas y zonas de aparición son los mismos que los de los puntos negros, pero son más frecuentes durante la pubertad, menstruación y embarazo. También suelen aparecer en áreas con fricción, como por ejemplo la zona donde roza la mascarilla o en la frente, si tienes flequillo.

Como no es conveniente intentar una extracción, lo mejor es tratarlo con productos de venta libre que contengan peróxido de benzoilo, ácido salicílico o retinol. Si el problema no mejora, se puede recetar isotretinoína.

Pápulas, pústulas y nódulos

Mientras que los puntos negros y comedones son una forma de acné no inflamatorio, las pápulas, pústulas, nódulos y acné quístico sí son inflamatorios.

Las pápulas son elevaciones coloradas sin punta y pueden desarrollarse en una pústula (cuando hay presencia de pus). Los nódulos son parecidos visualmente pero comienzan en capas más profundas de la piel y tardan más tiempo en cicatrizar.

Para tratarlos se recomienda el uso de retinol y se puede complementar con antibióticos y otras medicaciones.

¿SABÍAS QUE EL USO DE MASCARILLAS PUEDE PRODU-CIR ACNÉ? Por el contexto de la pandemia de COVID-19, se acuñó el término *maskne (mask + acne)*. Esto sucede porque al colocarnos una mascarilla estamos atrapando aliento, sudor, sebo, todo en un espacio pequeñito que crea un ambiente favorable para la aparición de bacterias. Eso nos lleva a la inflamación de la piel, que empeoren la rosácea, granitos y/o sarpullidos. Entonces, ¿qué hacemos? A nivel mundial, la comunidad médica[2] recomienda:

* Elegir una mascarilla de un material que deje respirar, se recomienda algodón 100 %. Evitar poliésteres o nailon. Lo importante es que no quede flojo y que cubra lo más posible.
* Lavarlo con un detergente suave, porque si quedan restos puede irritar la piel. Para esto, incluso puedes usar tu gel de limpieza de uso diario.
* Utilizar crema suave, *oil free* e hidratante directamente antes de colocar la mascarilla para crear una barrera de protección. Cuando la piel entra en contacto por fricción, libera agua y pierde su humedad, por eso vemos la inflamación. Si estás muchas horas con la mascarilla, puedes volver a aplicar la crema cuando lo necesites.

---

[2] American Academy of Dermatology Association.

* Sobre áreas lastimadas o irritadas, puedes aplicarte cremas con ceramidas, siliconas, pantenol y ácido hialurónico, ya que ayudarán a reparar la piel.
* Evitar el maquillaje si usamos mascarilla, recordemos que es un ambiente de humedad y esto puede generar poros tapados y granitos.

Ahora repasaremos algunos tips y cuidados generales para el acné. Como siempre, todas las afecciones de la piel tienen que ser tratadas con acompañamiento dermatológico, pero desde casa también podemos ayudar.

➥ Moderar el uso de productos de venta libre para reducir la producción de aceite en exceso porque pueden generar «efecto rebote» (ver el apartado *Que no te pille desprevenido*).

➥ Acudir al dermatólogo para que indique un tratamiento personalizado (que variará según nuestra edad, tipo de acné y otros factores). Los tratamientos más frecuentes para acné grave son a base de retinoides, antibióticos y ácido salicílico.

➥ Tratamientos complementarios: cosmetológicos (limpieza, *peelings*, extracciones) o luz pulsada.

➥ Usar protector solar y montar una rutina de limpieza para que las manchas que puedan salir en consecuencia (hiperpigmentación posinflamatoria) no se oscurezcan más.

➥ Incorporar niacinamida a la rutina: es seborreguladora y ayuda a atenuar marcas y rojeces.

Acné severo y su tratamiento

En los casos de acné más severo y persistente se suele recetar el uso de isotretinoína vía oral. Me parece importantísimo sumar un pequeño apartado sobre este medicamento porque suele haber muchas dudas en torno a su uso.

La isotretinoína es un derivado del retinol, de la vitamina A, más concretamente y lo que hace es reducir la cantidad de sebo que producen las glándulas. Durante el tratamiento hay que usar dos métodos anticonceptivos para mayor seguridad, no se puede beber alcohol ni exponerse al sol. Está contraindicado durante el embarazo y la lactancia, durante la niñez, en casos de alergia a retinoides, en personas diabéticas, con depresión o desórdenes hormonales. Si inicias este tratamiento, deberás olvidarte de las exfoliaciones y de los *peelings* durante toda su duración.

La dosis y la duración del tratamiento varían en cada caso y las determina el dermatólogo. Sí es muy importante no cortar el tratamiento (por lo tanto, es clave siempre tener comprimidos extra).

¿Qué puedes esperar al tomar isotretinoína?

★ Al principio, el acné puede empeorar notablemente. Ten en cuenta que se trata de un renovador celular y pueden salir en unos días los granitos que se hubieran desarrollado en todo un mes.

* En general, a los ocho meses la piel ya está limpia del todo.
* No elimina cicatrices previas.
* Piel frágil, nariz y boca seca.
* Cambio de color en la piel.
* Cambios en las uñas.
* Sangrado nasal.
* Pérdida de pelo.
* Cansancio.
* Dolor de cabeza.

Aun teniendo en cuenta todas estas contraindicaciones y efectos secundarios, es un tratamiento que, acompañado por un buen dermatólogo y con todos los cuidados pertinentes, no solo tiene excelentes resultados, sino que también es llevadero. La dosis se puede ajustar y tratar los efectos adversos a medida que aparezcan. Tus mejores aliados en este proceso serán la hidratación y la protección (tendrás que aplicarte protector solar todos los días, sin falta).

¿POR QUÉ CUIDARNOS LA PIEL?

Todas las personas que nos cuidamos la piel tenemos nuestros motivos. A veces nos cuidamos porque hacer una rutina es nuestra manera de desconectarnos, de darnos un rato para nosotros mismos; a veces es porque todo en tu vida está colapsando y todo es inmanejable a excepción de ese momento; a veces es por prevención y, otras veces, para intentar corregir los daños que le hicimos en el pasado.

Les pregunté a mis seguidores por qué se cuidan ellos la piel. Algunas de sus respuestas fueron:

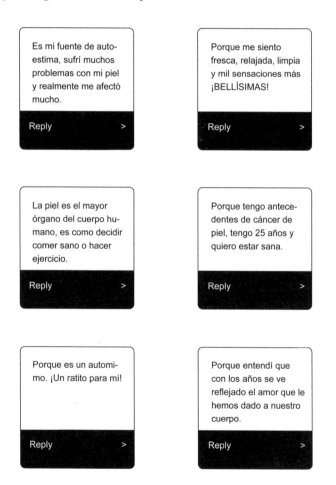

Es mi fuente de auto-estima, sufrí muchos problemas con mi piel y realmente me afectó mucho.

Reply >

Porque me siento fresca, relajada, limpia y mil sensaciones más ¡BELLÍSIMAS!

Reply >

La piel es el mayor órgano del cuerpo humano, es como decidir comer sano o hacer ejercicio.

Reply >

Porque tengo antecedentes de cáncer de piel, tengo 25 años y quiero estar sana.

Reply >

Porque es un automimo. ¡Un ratito para mí!

Reply >

Porque entendí que con los años se ve reflejado el amor que le hemos dado a nuestro cuerpo.

Reply >

¿Por qué elijo yo cuidarme? Con el diario del lunes pienso en todo lo que descuidé mi piel y sé que si hubiese tomado conciencia antes, hoy en día no tendría que utilizar tantos productos ni estar todo el tiempo investigando para poder arreglar el daño que le hice cuando era más joven. **Mi objetivo es que tú te cuides la piel desde una edad temprana, para que cuando seas mayor no sufras todas las consecuencias de una piel descuidada.** Por ejemplo, yo estoy convencida de que desarrollé rosácea por tomar sol sin protector solar durante mi adolescencia. Y si, como yo, sientes que has llegado tarde, que ya fuiste negligente con tu piel, me gustaría que conozcas cómo cambiar eso, cómo empezar a cuidarte.

Si nos cuidamos, podemos prevenir afecciones de la piel, manchas, lunares y enfermedades.

La razón por la cual uno decide cuidarse está en cada persona y en sus experiencias personales. Y, si estás leyendo esto, bienvenido. Estás en un lugar seguro, ¿arrancamos?

¿QUÉ IMPLICA CUIDARSE LA PIEL? EL ABC DEL *SKINCARE*

En este punto de la lectura, espero que ya estés convencido o convencida de que la clave está en conocer y cuidar la piel. Así que ahora nos toca pasar a qué es cuidarse la piel: ¿Qué implica? ¿Cuántos pasos conlleva? ¿Cómo lo hago?

Muy bien. El ABC del *skincare* está compuesto por tres grandes pasos que iremos desglosando y viendo en detalle en los próximos capítulos de este libro, pero aun así me gustaría hacer una breve introducción para que puedas anticipar de qué estaremos hablando y puedas tener en mente cuáles son tus hábitos actuales en torno a cada etapa, incluso antes de conocer más sobre ellas.

★ PASO 1: LIMPIEZA. Es importante lavarnos el rostro dos veces al día: de día y de noche. Hay una gran cantidad de métodos y estilos disponibles, yo hablaré de todos y ¡tú eliges cuál usar!

★ PASO 2: HIDRATACIÓN. Después de lavar nuestro rostro tenemos que hidratar nuestra piel. ¡Tanto de día como de noche! Tu mejor aliada será la crema. ¿Cuál? Eso dependerá de ti: de tu tipo de piel, de cuán sensible es, de tus alergias, de tus afecciones, de tus gustos y de tu presupuesto.

★ PASO 3: PROTECCIÓN. Este paso se realiza al comenzar el día y se debe reaplicar responsablemente. El protector solar es lo más importante. Veremos cómo elegirlo, cuánto utilizar y cómo aplicarlo y cuándo reaplicar.

MITOS Y VERDADES DEL CUIDADO DE LA PIEL

Siento que podría hacer un libro entero sobre esto. Hoy en día tenemos acceso a muchísima información de manera instantánea y a veces no sabemos a quién creer y a quién no. Empecé esta sección en mis redes inspirada en Michelle Wong, una química australiana que intenta desmitificar conceptos erróneos y anticuados que muchas personas aún creen que son verdad.

Aunque ya compartí varios en mis redes, me encantaría plasmar aquí los que me parecen más relevantes, así le puedes mostrar este libro a esa tía que sigue compartiendo la receta de las mascarillas de cúrcuma.

1. MITO: LOS PRODUCTOS PARA LA PIEL MÁS CAROS SON MEJORES QUE LOS ECONÓMICOS.

REALIDAD: NO NECESARIAMENTE. Hay productos buenos y malos en cualquier rango de precios. Muchísimas marcas deciden invertir en marketing, packaging y publicidad en vez de hacerlo en calidad de ingredientes, y así es cómo terminan utilizando componentes básicos como cera, petrolato, vaselina… ¡Ojo! No son malos, pero no valen los cientos de euros que quieren cobrarte. Es importante prestar atención a los ingredientes; hay fórmulas económicas que son espectaculares, la mano de quien formula es fundamental y estas personas pueden trabajar tanto para laboratorios gigantes como para laboratorios más pequeños.

2. MITO: SI TENGO ACNÉ NO PUEDO USAR MAQUILLAJE.

REALIDAD: NO HAY ESTUDIOS QUE CONFIRMEN ESO. Durante años he escuchado que culpan al maquillaje de empeorar el acné o incluso de ser su causa. La realidad es que no hay ningún estudio que demuestre que esto es así, y es muy probable que la persona sea simplemente intolerante a alguno de los ingredientes de las fórmulas. Lo que sí se puede comprobar es que el maquillaje mejora la calidad de vida de personas con acné y, al ser una afección que afecta muchísimo la salud mental de quienes la padecen, me parece indispensable compartirlo[3].

3. MITO: LA PIEL SE ACOSTUMBRA A LOS PRODUCTOS Y DEJAN DE TENER EFECTO DESPUÉS DE UN TIEMPO.

REALIDAD: JUSTAMENTE LO OPUESTO. Utilizamos productos con ciertos ingredientes activos porque queremos ver un cambio en nuestra piel. La gran mayoría de estos

---

[3] *Make-up improves the quality of life of acne patients without aggravating acne eruptions during treatments* - Eur J Dermatol. Jul-Aug 2005;15(4):284-7.

ingredientes necesitan tiempo para tener un impacto visible. Por ejemplo, la niacinamida tarda doce semanas en mostrar sus efectos. El uso continuo de un producto solo promueve que la piel pueda aprovecharlo al máximo. Piensa que, si no fuera así, el protector solar no serviría para nada, porque tras un par de meses de usar los mismos filtros ya no tendrían impacto.

4. MITO: NO NECESITAS CREMA SI TIENES PIEL GRASA/MIXTA.

REALIDAD: TODAS LAS PIELES LA NECESITAN. Aunque una piel grasa o mixta necesite menos hidratación, la clave está en encontrar el tipo correcto. Para pieles de este tipo se recomiendan emulsiones o geles, porque es importante mantener la barrera de la piel hidratada siempre.

5. MITO: EL AGUA CALIENTE ABRE LOS POROS Y EL AGUA FRÍA LOS CIERRA.

REALIDAD: LOS POROS NO SON UN MÚSCULO Y NO TIENEN ESA CAPACIDAD DE CONTRACCIÓN. Las temperaturas extremas hacen daño a la piel y siempre se aconseja utilizar agua a temperatura templada.

6. MITO: APLICAR PASTA DE DIENTES SOBRE GRANITOS HACE QUE SE VAYAN MÁS RÁPIDO.

REALIDAD: POR FAVOR, NO LO HAGAS. Hace años los dentífricos venían con un ingrediente antibacteriano llamado triclosán y, en su conjunto con la presencia de bicarbonato de sodio en la fórmula, se creía que podía funcionar para combatir el acné. La realidad es que el bicarbonato tiene un pH muy alcalino y destruye la barrera de la piel, mientras que el triclosán se declaró prohibido por varias autoridades de salud por no poder ser considerado seguro y porque había evidencia de que podría contribuir a la resistencia de antibióticos. Por otro lado, suelen tener ingredientes irritantes como mentol o saborizantes.

7. MITO: LA COSMÉTICA NATURAL ES MÁS SEGURA.

REALIDAD: ES SIMPLEMENTE MENTIRA. Antes que nada, el término «natural» es extremadamente amplio y no está regulado, entonces queda a interpretación de quien lo vende y del marketing que le pongan. Por otro lado, no hay evidencia científica que apoye este concepto. En muchos casos, los ingredientes naturales utilizados son potenciales alérgenos y están vinculados a dermatitis de contacto[4].

---

[4] *Natural Does Not Mean Safe—The Dirt on Clean Beauty Products,* Courtney Blair Rubin, MD, MBE1; Bruce Brod, MD.

8. MITO: EL USO DE PARABENOS EN COSMÉTICA ES PELIGROSO.

REALIDAD: SON CONSERVANTES SEGUROS. En cosméticos, por las concentraciones en que se utilizan, han sido declarados seguros por paneles de expertos en toxicología y entidades de salud.

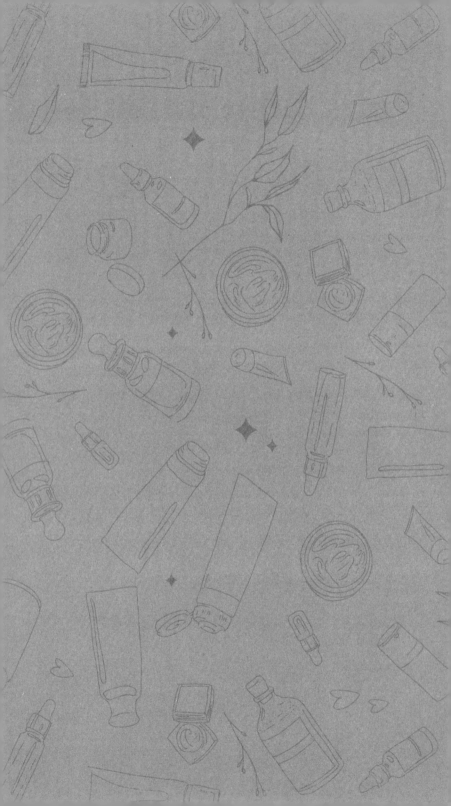

Capítulo 2

LA LIMPIEZA

Empecemos por la declaración más general para después entrar en el detalle: es importante lavarnos el rostro dos veces al día, por la mañana y por la noche. Pero creo que es crucial que sepamos qué estamos limpiando para que adquiramos conciencia real de la necesidad de hacer SIEMPRE nuestra rutina.

La limpieza nocturna se encarga de retirar los residuos de las cremas y del protector solar que aplicamos durante el día. También quita los restos de maquillaje. Y, aunque no uses maquillaje, a tu piel se le pega la suciedad del ambiente, sobre todo en zonas urbanas donde hay más *smog* y contaminación. Además, ten en cuenta que en el día a día la piel se ensucia con actividades que quizás no percibas. Por ejemplo, al cocinar puede volar harina u otros ingredientes a nuestra cara por más que en el momento nos lo limpiemos, quedan restos. Al hacer una limpieza correcta también se elimina el sudor.

Otra razón para limpiar la piel son las células muertas. Durante el día, la capa externa de la piel (el estrato córneo) va acumulando células muertas que, si no limpiamos luego, pueden tapar los poros, obstruir la salida de sebo y derivar en granitos o puntos negros.

Hay una gran cantidad de métodos y estilos disponibles para la limpieza facial, yo te hablaré de la que me gusta más a mí: *la doble limpieza*.

Pero primero despejemos algunas dudas frecuentes.

MITOS Y VERDADES SOBRE LA LIMPIEZA

1. MITO: PASAR UN ALGODÓN CON ALCOHOL POR LA CARA MATA LAS BACTERIAS Y EL ACNÉ.

REALIDAD: LO ÚNICO QUE HACE ESO ES IRRITAR Y RESECAR LA PIEL. No iba a incluir este mito, pero hace unos días una amiga me dijo que fue a la cosmetóloga y le pasó alcohol por la cara, así como si nada, y casi me infarto. El alcohol directo sobre la piel la seca instantáneamente, y, aunque podamos pensar que eso es bueno, lo único que hace es confundir a nuestra piel y a las glándulas sebáceas, que, al percibir que no hay lípidos propios para proteger la piel (porque el alcohol arrasó con ellos), compensará produciendo extra. ¿El resultado? Una piel extraoleosa e imposible de controlar. El alcohol puede ser un excelente producto para la piel, mientras esté combinado con los ingredientes correctos, en la concentración correcta. El alcohol que nos venden en las farmacias no aplica.

2. MITO: ES SUFICIENTE LIMPIARME CON UNA TOALLITA DESMAQUILLANTE.

REALIDAD: NO ES TAN ASÍ. Las toallitas desmaquillantes actúan de tal manera que en vez de quitar la suciedad, la van moviendo por toda tu cara por lo que no terminan de limpiar bien. El movimiento de fricción que debes realizar para que salga todo lastima la piel.

3. MITO: LAVARSE LA CARA CON AGUA CALIENTE HACE BIEN PORQUE ABRE LOS POROS.

REALIDAD: YA ESTABLECIMOS QUE LOS POROS NO TIENEN ESA CAPACIDAD. El agua caliente irrita e inflama la piel y compromete la barrera de lípidos naturales, por lo que no se recomienda su uso. Puede causar resequedad y que se lastime la barrera cutánea. Lo más recomendable es que usemos agua a temperatura ambiente o un poquito más fría.

4. MITO: EL LIMPIADOR TIENE QUE DARME UNA SENSACIÓN DE EXTREMA LIMPIEZA Y TIRANTEZ.

REALIDAD: NO, DIGÁMOSLE NO A ESA SENSACIÓN TIRANTE. Sí debemos sentir la piel limpia y fresca, pero en ningún momento tirante, roja o irritada. Si sientes la cara un poco tensa, es porque el limpiador probablemente sea muy fuerte para tu piel y, por lo tanto, a la larga te resecará.

5. MITO: LA DOBLE LIMPIEZA ES OBLIGATORIA.

REALIDAD: COMO SABES, NO ME CANSO DE PREDICAR EN FAVOR DE LA DOBLE LIMPIEZA, PERO LA

REALIDAD ES QUE NO ES OBLIGATORIA PARA TODAS LAS PERSONAS. Algunos limpiadores tienen un ingrediente que ayuda a que se elimine el protector solar. Ahora bien, si te has maquillado o te has reaplicado muchas veces el protector solar durante el día, o si tu protector solar es resistente al agua, los últimos estudios indican que sí es recomendable una doble limpieza. Si no has salido de casa y no te has maquillado, puedes simplemente pasarte un gel de limpieza y ¡listo!

6. MITO: LOS EXFOLIANTES QUÍMICOS SON MÁS EFECTIVOS QUE LOS EXFOLIANTES FÍSICOS.

REALIDAD: DEPENDE DEL USO. Tanto los exfoliantes químicos como los físicos tienen la misma función, que es ayudar a que se limpie la capa superior de células muertas para poder dejar el rostro limpio, pero trabajan de diferente manera. Lo que puede suceder es que si usas el físico (que trabaja con la fuerza de tus manos) de forma muy fuerte, acabarás lastimando la piel. Pero si lo usas bien, te resultará muy efectivo. Ya hablaremos más adelante de la diferencia entre estos dos tipos de exfoliante.

7. MITO: LOS ACEITES DE LIMPIEZA NO SON RECOMENDABLES PARA PIELES GRASAS O PIELES CON ACNÉ.

REALIDAD: ¡AL CONTRARIO! Muchísimas personas que tienen piel grasa o piel con acné usan limpiadores que son demasiado agresivos porque barren los lípidos, el sebo y la grasa natural de la piel que es necesaria para mantenerla hidratada. Esto lleva a una sequedad que la piel siente que debe combatir y compensar mediante la producción de una mayor cantidad de grasa. En cambio, si utilizamos un aceite que trabaja con nuestros lípidos y que trabaja acompañándonos y no resecándonos, es excelente para no perder humedad en el rostro y cumplir la función de limpieza.

8. MITO: SI NO ME MAQUILLO, NO NECESITO LIMPIARME LA CARA.

REALIDAD: FALSO. Como expliqué en la introducción de este capítulo, la limpieza es importante aun si no nos maquillamos. Al limpiar también eliminamos sudor, contaminación ambiental, células muertas, restos de cremas y protector solar.

9. MITO: LA LIMPIEZA CORRECTA INCLUYE SÍ O SÍ UN CEPILLO FACIAL.

REALIDAD: NO, NO ES OBLIGATORIO. De hecho, los cepillos faciales no pueden ser utilizados por cualquier persona. En las pieles sensibles, con rosácea o con brotes de acné activo, pueden producir mayor irritación. Pueden servir como un tipo de exfoliación mecánica para pieles grasas, mixtas o normales, pero, considerando que se recomienda utilizarlos solo un par de veces a la semana, definitivamente no es algo que indicaría como necesario para realizar la limpieza.

10. MITO: EL AGUA MICELAR NO SE ENJUAGA.

REALIDAD: DEPENDE DE TI. El agua micelar suele dejar un remanente sobre la piel y por eso se aconseja enjuagar, pero si no te causa ninguna reacción y no te molesta, puedes evitar este paso.

LIMPIEZA DE DÍA

Primero lo primero: no es necesaria una doble limpieza de día. Elige el producto que más te guste para limpiar tu rostro (puede ser con agua micelar, con leche de limpieza, con gel) y enjuaga siempre.

En mi caso, a veces uso solo un disco reutilizable con agua (controvertidol, ya sé, pero no es algo que inventara yo y es un método más). Hay pieles que no toleran limpiarse con gel dos veces (de día y de noche); ese es el caso de mi piel, por eso uso solo agua y agrego después un tónico para quitar los restos de suciedad que puedan haber quedado acumulados del día anterior (en los próximos capítulos ahondaré en los tipos de tónicos y su uso). Como se supone que ya hicimos la rutina nocturna, de la cual hablaremos ahora, y ya nos fuimos a dormir con la piel limpia, tampoco hay mucho que quitar. Quizás puede haber restos de crema que no se hayan absorbido y con la exfoliación mecánica suave de un disco reutilizable quitaremos estos restos sin dañar la piel. Ojo, esta es mi opinión y puede resultar polémica. Muchos/as dermatólogos recomiendan el uso de gel en ambas rutinas.

Por mi parte, **creo que cada piel es un universo muy complejo y que necesitamos ir probando hasta encontrar qué encaja a la perfección en cada uno.** Para mí puede ser agua, para otros, gel o leche y así con todas las opciones.

LIMPIEZA DE NOCHE

Nuestra piel sufre mucho durante el día: le ponemos protector solar, maquillaje y la exponemos a la contaminación y suciedad del ambiente. Entonces, ¿qué sucede si no nos limpiamos bien antes de ir a dormir?

★ ACNÉ, ACNÉ Y MÁS ACNÉ. Si no limpiamos los poros antes de ir a dormir, se tapan con suciedad y maquillaje. Lo cual, eventualmente, nos lleva a desarrollar acné (que puede llevar a cosas más difíciles de tratar, como quistes).

* ¡PUNTOS NEGROS! ¿Alguna vez fuiste a dormir con labial puesto y despertaste con puntos negros alrededor de los labios? He aquí la razón.

* PESTAÑAS DÉBILES. Si tienes pocas pestañas o se te caen, dejarte la máscara toda la noche solo empeorará esa fragilidad.

* LABIOS SECOS. Si usas labiales líquidos, en especial los intransferibles, que tienen bastantes químicos que resecan, dejarlos toda la noche puede causar que los labios se te sequen y hacer que se partan.

* FALTA DE LUMINOSIDAD EN LA PIEL. No sacarnos el maquillaje hace que la piel se opaque y se reseque.

* ORZUELOS. ¿Alguna vez te salió uno y no sabías por qué? Dejarnos el maquillaje (en especial los productos que van en contacto cercano al ojo como el delineador o la máscara) puede tapar las glándulas de los ojos o los folículos del pelo, y provocar orzuelos.

Mi método favorito para antes de irnos a dormir, como ya te adelanté, es la técnica *double cleanse* o doble limpieza. Uno piensa que la doble limpieza es una moda que empezó hace unos años y nada más, pero la realidad es que esta técnica se originó en el siglo XIV, en Corea y Japón, cuando las geishas utilizaban aceites de limpieza para sacarse su maquillaje y después seguían con un limpiador que hiciera espuma.

¿Sí o sí necesitamos realizar una doble limpieza o es moda?

El objetivo de la doble limpieza es eliminar eficazmente todo los productos de la piel y restos de suciedad acumulada en el día de la manera menos agresiva posible. Se recomienda utilizar una doble limpieza si nuestro protector solar es resistente al agua, si utilizamos mucho maquillaje o si reaplicamos varias veces el protector. Si no has hecho nada de eso, te puedes saltar este paso y hacer una limpieza simple con gel o espuma.

El método consta de dos pasos:

Primero utilizaremos un producto de base oleosa. Estos pueden ser:

* ACEITE DE LIMPIEZA. Se aplica primero sobre las manos secas y limpias y luego se masajea el rostro, también seco, con movimientos suaves y circulares. En el área de ojos y pestañas tenemos que tener cuidado de seguir la orientación de las pestañas para no dañarlas. Algunos aceites emulsionan más que otros, pero lo importante es que sean efectivos y no irriten la piel. Se retira con disco, toalla o algodón húmedo.

* BÁLSAMO DE LIMPIEZA. Mismo modo de uso que el aceite pero el bálsamo viene en forma sólida y se activa (derritiéndose) cuando frotamos las manos.

★ AGUA MICELAR COMÚN O BIFÁSICA. Funciona mediante tensioactivos que levantan los restos de suciedad como un imán. Las bifásicas son ideales si utilizamos maquillajes cargados. Se aplica bastante cantidad sobre un disco o algodón, se apoya sobre la piel unos segundos y se arrastra suavemente.

★ LECHE DE LIMPIEZA. Las leches funcionan como limpiadores muy suaves y la mayoría tienen aceites en su fórmula, por lo que son efectivas para quitar restos de maquillaje o protector solar. Se aplica con un masaje sobre el rostro húmedo y se enjuaga con agua o se retira con un disco o algodón.

★ DISCO REUTILIZABLE DE LIMPIEZA. Esta es una alternativa relativamente nueva, la idea es sumergir el disco en agua y arrastrarlo suavemente sobre el rostro como único producto.

La segunda limpieza la realizamos con un producto de base acuosa, estos suelen venir en forma de gel o espuma facial. En este paso, primero tenemos que humedecer la cara y aplicar un poco de producto en la mano. Luego llevamos las manos al rostro y masajeamos con suavidad durante mínimo un minuto, con movimientos circulares y ascendentes. Por último, enjuagamos con agua y nos secamos suavemente con golpecitos. Es fundamental no hacer un movimiento de arrastre porque estaríamos haciendo una exfoliación mecánica. Ten en cuenta también que la toalla sea suave y exclusiva para el rostro (además es importante lavarla dos o tres veces a la semana para evitar bacterias). Los geles son bastante tolerados por todo tipo de piel (siempre que sea una fórmula correcta) mientras que las espumas suelen recomendarse para pieles más grasas, porque los tensioactivos (componentes que realizan la limpieza) pueden ser fuertes para otro tipo de pieles.

Los productos que incluimos en cada paso de la limpieza varían según el tipo de piel y por eso recomiendo, al menos una vez al año, ir a tu dermatólogo, pero aquí te dejo un gráfico para que lo tengas como guía:

	MI TIPO DE PIEL ES...				
RUTINA DIA (un solo producto)	SECA	NORMAL	MIXTA	GRASA	SENSIBLE
Leche de limpieza	☼				☼
Agua micelar		☼	☼	☼	
Bálsamo					
Aceite de limpieza					
Pad reutilizable	☼	☼	☼	☼	☼
Gel de limpieza		☼	☼	☼	
RUTINA NOCHE (combinar dos productos)					
Leche de limpieza	☾				☾
Agua micelar		☾	☾	☾	
Bálsamo	☾	☾	☾	☾	☾

Aceite de limpieza	☾	☾	☾	☾	☾
Disco reutilizable	☾	☾	☾	☾	☾
Gel de limpieza	☾	☾	☾	☾	☾
Espuma de limpieza			☾	☾	☾

A la semana de empezar con la doble limpieza se empiezan a notar sus beneficios:

* Piel más luminosa.
* Disminución de granitos.
* Sensación de piel más limpia, más fresca (esto seguramente lo notes desde el primer día).

Importante:

* La doble limpieza es apta para todo tipo de piel. Si llegas a sentir la piel tirante después de realizarla, esto seguramente se deba al limpiador que estás utilizando y no a la doble limpieza en sí. Es crucial dar con el producto indicado para tu piel.
* Siempre recuerda ser suave con los masajes al aplicar los productos, para evitar irritaciones.
* No olvides secar tu rostro después de la limpieza. Si dejamos agua sobre la cara, ese agua produce deshidratación en la piel porque no tiene nada que la selle, entonces se evapora y se lleva con ella todos los aceites naturales que mantienen la piel hidratada.

Después de la doble limpieza, la piel nos quedará limpia, suave y lista para recibir los siguientes productos de nuestra rutina nocturna, como exfoliantes, lociones tonificantes, sérums y cremas hidratantes.

EXFOLIACIÓN

¿Qué es exfoliar la piel? Es una manera de limpiar la capa de células muertas que tenemos en la superficie de la piel para poder darle luminosidad, atenuar manchas y mantener los poros limpios; esto, a su vez, impedirá que nos salgan puntos negros y comedones, y hará que nuestra piel se vea fresca, vibrante e iluminada.

Es ideal incorporar las exfoliaciones en la rutina nocturna porque no estamos en contacto con el sol, entonces le podemos dar tiempo al exfoliante para que trabaje de forma segura, aunque algunos pueden utilizarse en la rutina de día. Ten en cuenta que la mayoría de estos productos son fotosensibilizantes.

La frecuencia con la que debes exfoliarte variará según el tipo de exfoliante, tu tipo de piel y tus necesidades. En términos generales, podemos decir que se puede exfoliar la piel una o dos veces a la semana, pero depende muchísimo de cada persona; recordemos que cada piel tiene sus particularidades y hay muchísimas variedades de exfoliantes y por eso no hay una verdad absoluta.

De todas maneras, la piel se «autoexfolia», es decir que se renueva cada 28 días, pero a medida que pasan los años esta capacidad se va ralentizando; entonces, lo que podemos hacer es ayudarnos con exfoliantes, ya sea de cualquiera de los tres tipos, según la necesidad de tu piel:

1. QUÍMICOS: son tónicos, sérums o geles exfoliantes con alfahidroxiácidos (AHA) y betahidroxiácidos (BHA), que son ingredientes que ayudan a exfoliar la piel y que tienen muchos beneficios, como minimizar las arrugas de expresión, iluminar y suavizar la piel o destapar los poros.

- **AHA** (por ejemplo, ácido glicólico y ácido láctico): es hidrosoluble, es decir que actúa sobre la barrera más superficial de la piel. Ayuda con las líneas finas y arrugas suaves, suaviza la textura de la piel, la mantiene hidratada y ayuda con el daño del sol. Estos generalmente están recomendados para uso nocturno. Son ideales para pieles normales, secas, dañadas por el sol, arrugadas, descamadas.

- **BHA** (como el ácido salicílico): es liposoluble, es decir, que penetra con mayor profundidad en las capas de la piel y es más efectivo, porque exfolia la capa superior de la piel con tejido muerto. También es fungicida, antiinflamatorio, seborregulador, antimicrobiano y previene y controla la aparición de puntos negros y comedones. Están recomendados para pieles sensibles, con miliums y pieles grasas. IMPORTANTE: si eres alérgico a la aspirina, por favor consulta con tu dermatólogo antes de usar BHA, porque son de la misma familia.

2. FÍSICOS O MECÁNICOS: son aquellos que tienen gránulos y que se pasan sobre la piel húmeda durante un minuto para quitar de manera manual o mecánica todas las células muertas. La desventaja que tienen este tipo de exfoliantes es que si no los aplicamos con cuidado podemos exfoliar de más e irritar la piel.

3. COMBINACIÓN DE AMBOS: son exfoliantes físicos que a su vez contienen AHA o BHA.

Como te anticipé, la exfoliación suele recomendarse una vez a la semana, pero si tu producto es un exfoliante químico bien formulado y tu piel lo tolera, se podría usar incluso todos los días. De todas formas, siempre puedes ir experimentando e ir subiendo la concentración. Por ejemplo, lo más sencillo sería comenzar con un gel de limpieza que tenga ácido salicílico y después pasar a un exfoliante e ir aumentando la frecuencia de uso, siempre atendiendo las necesidades de tu piel. La realidad es que no existe una manera infalible de usarlos, se trata de prueba y error hasta encontrar lo que mejor te funciona. Pero, por favor, nunca nunca uses un exfoliante para sacarte el maquillaje.

EXFOLIANTES FÍSICOS Y SU MALA REPUTACIÓN

¿Cuántas veces te han dicho o has escuchado que exfoliar de esta manera puede arruinarte la piel? Si bien antes mencioné que el mal uso puede irritar, ahora quiero intentar darte un contexto y, si es posible, redimirlos.

Por un lado, tenemos el aspecto ambiental. Muchos exfoliantes físicos, en especial los de grandes marcas, están formulados con microplásticos. Estos son grandes contaminantes del ecosistema, por lo que lentamente empezaron a prohibirlos en diferentes países del mundo y así fue cómo surgieron las alternativas naturales de los microplásticos.

#DADATAZO

¿Sabías que a partir de abril de 2022 entra en vigor en España la Ley de Residuos y Suelos Contaminados (APL) que prohíbe el uso de de cosméticos y detergentes que contengan microplásticos añadidos intencionadamente? Las empresas tienen prohibida la fabricación de productos que contienen microesferas de plástico de menos de 5 mm.

Hoy en día, varios están formulados con nueces o semillas, estas se pulverizan y se incorporan en un vehículo que pasamos por el rostro y mediante fricción quitamos la capa superior de células muertas en la piel. El problema está en esa pulverización, que es casi imposible poder realizarla de manera uniforme, por lo que algunos gránulos son más grandes que otros y no tienen todos la misma forma. ¿Qué significa esto? Que la exfoliación no será igual en todo el rostro y que algunos gránulos pueden hasta tener punta filosa, lo que causaría microdesgarros. Estos debilitan la piel con el tiempo, la resecan, la inflaman y la dejan más propensa a la aparición de arrugas.

Por otro lado, está el componente humano. Muchos profesionales dejaron de recomendar los exfoliantes mecánicos porque la gente los aplicaba de manera muy brusca con el preconcepto de que «si frotas fuerte sale todo, hasta los puntos negros», aunque, por supuesto, esto no es así. Ahora que ya aprendimos sobre la estructura de la piel y cómo funcionan los BHA sabemos que es imposible que «frotar» logre quitar los puntos negros.

Entonces, si vas a usar un exfoliante físico, asegúrate de que sea uno suave, con gránulos de un material como esferas de jojoba o de arroz, y realiza los movimientos de manera suave sobre el rostro húmedo. ¡Considéralo un complemento de la limpieza!

MASCARILLAS DE ARCILLA

Aunque no son puramente un tipo de exfoliación, me parece bien mencionarlas ahora porque se usan en el paso de la exfoliación en la rutina. Las mascarillas de arcilla tienen como objetivo absorber el exceso de oleosidad para prevenir el bloqueo de poros y acné.

Suelen estar compuestas de arcillas como bentonita y caolín, se aplican con el rostro limpio sobre las áreas problemáticas y se retiran antes de que se sequen del todo. Esto es fundamental, ya que podemos resecar la piel y privarla de sus aceites naturales, y lo que hará nuestra piel es compensar y producir sebo en exceso (básicamente volviendo al problema de raíz). También contienen otros activos para complementar, que pueden ser antioxidantes e hidratantes.

Es un buen complemento en la rutina para aplicar si tenemos pieles mixtas o grasas, una vez a la semana. Para su mejor uso, te dejo una guía para que entiendas las tres fases de estas mascarillas:

1. Cuando acabas de aplicarla y tu rostro y la mascarilla están húmedos, en ese momento es cuando los principios activos penetran en tu piel y la nutren.

2. Cuando comienza a secarse y empiezas a sentir la mascarilla un poco más tirante, se inicia el proceso de quitar las impurezas como exceso de sebo y comienza a estimular la circulación.

3. Cuando ya está totalmente seca, este paso es el que tenemos que evitar a toda costa porque es cuando empieza a alterar el equilibrio de la piel, le quita la humedad y la deshidrata, por eso después queda tirante e irritada.

ACCESORIOS DE LIMPIEZA Y SU CUIDADO

Algo que nunca me cansaré de decir es que nuestras manos son la mejor herramienta para realizar la rutina, así que, en mi opinión al menos, no es necesario gastar dinero en ningún accesorio. Dicho esto, te dejaré un par de opciones de accesorios para limpieza que, con un buen uso, pueden potenciar tu rutina.

DISCOS REUTILIZABLES, Mi complemento favorito. Tienen muchísimos usos y vienen en diversas formas, algunos son gruesos y otros finos como papel. Dependiendo de su estructura y forma serán utilizados para diferentes tareas. Los finos pueden ser utilizados para aplicar tónicos exfoliantes y los gruesos, para el agua micelar, enjuagar bálsamos/aceites/leches y/o retirar mascarillas.

Tienen un promedio de vida útil de un año si se higienizan y conservan de manera adecuada.

ESPONJAS DE CELULOSA. Estas pueden servir para retirar restos de leches, bálsamos y aceites de limpieza. También para retirar restos de mascarillas. Siempre hay que utilizarlas de manera suave y embebidas en agua para que la fricción no sea muy fuerte.

ESPONJAS DE RAÍZ KONJAC. Cada vez más populares, son esponjas provenientes de la raíz de una planta, son naturales y se biodegradan. Efectúan una microexfoliación suave y se utilizan para complementar el gel o leche de limpieza. La frecuencia de uso depende de tu tipo de piel.

CEPILLOS MANUALES Y ELECTRÓNICOS. Hay decenas de marcas y modelos en el mercado para «ayudar» con la limpieza. No está mal utilizarlos, pero debemos considerar que, al fin y al cabo, es una exfoliación mecánica bastante completa y a veces no notamos la fuerza o presión que ejercemos, por lo que aconsejo tener cuidado con su uso y limitarlo si tu piel es muy sensible o tienes rosácea, ya que es un posible desencadenante de futuros brotes.

La verdad es que, al día de hoy, no veo justificación para gastar cientos de euros en un cepillo cuya única función es ayudar a la limpieza (y que puede ser reemplazado con un exfoliante o esponja de celulosa), pero de todas formas comparto la información para que evalúes si es una opción para ti.

CUIDADO DE ACCESORIOS

El acné, en general, está asociado a suciedad, bacterias y poros tapados, por eso es importante tener un buen cuidado de nuestros accesorios. Veamos cada cuántos días se recomienda lavar cada uno de ellos:

* TOALLA DE ROSTRO PERSONAL: cada dos o tres días.
* DISCO DE LIMPIEZA: después de cada uso.
* BROCHAS DE MAQUILLAJE: lo ideal sería después de cada uso, pero otra opción es rociarlas con un limpiador o higienizante de brochas después de maquillarnos, y una vez a la semana lavarlas todas.
* CEPILLOS DE LIMPIEZA: todos los días.

Para el lavado de las brochas y de los cepillos se pueden usar detergentes especiales que se venden en las farmacias o agua micelar. Para los discos se puede utilizar jabón blanco y enjuagar bien. Esta limpieza previene la acumulación de bacterias y hongos. A su vez, deben dejarse secar en espacios ventilados para evitar que se dañen y también para evitar que se generen hongos por la humedad.

CONSEJO DE ESPECIALISTA

Belén Garrido, cosmiatra (@belugarrido)

Durante muchísimos años creíamos que lavarnos con geles abrasivos o astringentes haría que la piel sea menos grasa, que el tamaño de los poros disminuya o que se eliminen los puntos negros. La realidad (y la actualidad) demostró que no es así. Cuanto más suave sea nuestro limpiador, mejor será la apariencia de nuestros poros. Cuando un producto de limpieza nos indica que es para piel grasa, pensemos dos veces antes de comprarlo y vayamos a por una opción más neutra para nuestra piel.

En la carrera de cosmetología solía decirse que con un tónico astringente y algodón se terminaban de quitar los restos de maquillaje, pero lo que hacía en realidad era resecar más la piel. Cuando no está hidratada y se rompe la barrera que la protege, se pueden generar mayores imperfecciones, sensibilidad e incluso quedar más expuesta a los agentes externos.

La rutina diaria en casa es muy importante para nuestra piel, pero a veces podemos complementar con limpiezas más profundas en gabinete con un profesional. En este tipo de tratamientos limpiamos más a fondo y se realiza algo que se llama extracción de comedones (ojo, no todas las pieles lo necesitan, pero lo verá cada uno con su profesional), que es básicamente quitar manualmente o con aparatología los puntos negros que se acumulan especialmente en la zona de nariz, mentón y frente, y cuanto más hidratada y óptima esté la piel (resultado de una buena higiene en casa), mejor y más rápido saldrán esos puntos negros. Es peligroso si lo haces tú mismo por un tema de técnica y esterilización, y, además, te aseguro que los resultados son mucho más efectivos en gabinete. También se realizan exfoliaciones más intensas y un análisis de lo que necesita la piel para que, después de la limpieza profunda, todos los activos penetren mejor.

Sin embargo, la pregunta es: ¿sirve hacerse limpiezas regulares con un cosmetólogo y no hacerse un correcto aseo en casa? ¡No!, es un complemento y el trabajo en domicilio es un 80 % de cualquier tratamiento.

En un mundo ideal, lo más efectivo sería visitar a un profesional de tu confianza cada dos meses (también lo considero un muy buen mimo), pero si puedes hacer un par de limpiezas al año y tener una buena rutina en casa también estará bien.

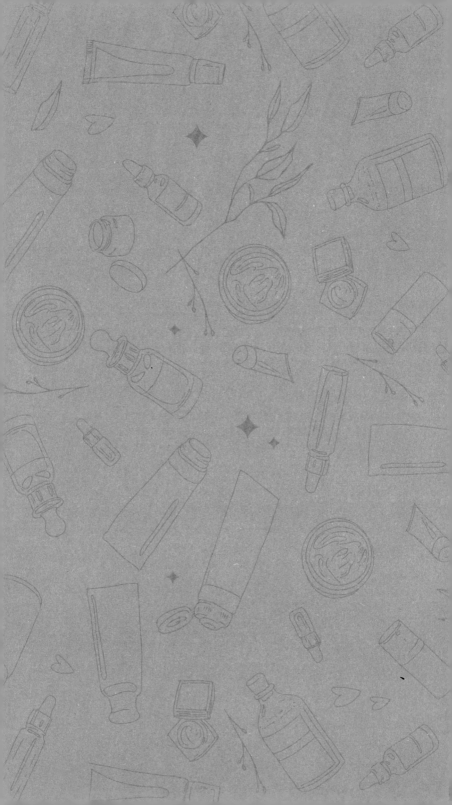

LA HIDRATACIÓN

El cuidado de la piel no solo abarca utilizar cremas y lavarnos el rostro: una piel sana es un cuerpo sano y hay varias cosas que podemos hacer para lograrlo.

1. NO AL TABACO. Fumar contrae los capilares (venas pequeñas) de la piel y, además de provocar una peor circulación, la priva de la cantidad de oxígeno adecuada. Es por eso que se ve opaca, descolorida y sin luminosidad. Por otro lado, los químicos en el humo contribuyen a la hiperpigmentación en la piel y fumar sube el riesgo de cáncer de células escamosas. Y, desde una perspectiva vanidosa, todas las contracciones musculares que realizamos cuando inhalamos y exhalamos el cigarrillo, contribuyen a la aparición de arrugas. Lo mejor que podemos hacerle a nuestra piel es dejar de fumar.

2. UNA DIETA SALUDABLE. Lo que queremos evitar siempre (tanto interna como externamente) es la inflamación. Hay controversia sobre el impacto que las comidas tienen en la piel, pero estudios sugieren que una dieta rica en productos con antioxidantes, omega-3 y grasas monoinsaturadas, además de evitar el gluten y la lactosa, puede mejorar su aspecto.

3. ¡HIDRATACIÓN, HIDRATACIÓN, HIDRATACIÓN! No te olvides de tomar agua.

4. EVITAR EL ESTRÉS. El cortisol es una hormona producida en las glándulas suprarrenales y se genera en momentos de estrés. En pequeñas cantidades nos ayuda a defendernos de infecciones. El problema es cuando se vuelve crónico, porque si se libera cortisol en exceso y durante períodos prolongados, puede influir negativamente en la formación de colágeno y elastina, puede provocar inflamación y agravar brotes de acné, rosácea y psoriasis. Sé que esto es difícil de controlar, pero si sientes que sufres de mucho estrés, busca ayuda. No estás solo.

5. NO AL ALCOHOL. El alcohol primero se metaboliza desde una enzima en el hígado, la cual libera acetaldehído (este es el culpable de las resacas). Pero tiene otros efectos negativos también: deshidrata la piel, causa inflamación y dilata los poros, lo que lleva a la aparición de puntos negros y acné.

MICROBIOMA

No podría dejar de escribir sobre esto, porque el futuro en general para el cuidado de la piel son los prebióticos, los probióticos y posbióticos.

Pero, antes que nada, te preguntarás qué es el microbioma. El microbioma humano es el conjunto de genes de los organismos microscópicos (microorganismos) presentes en nuestro cuerpo. Este conjunto se denomina microbiota, y está integrada principalmente por bacterias, virus y hongos. Aproximadamente, tenemos un billón de microbios (bacterias) por cm² y estas bacterias mantienen nuestra piel saludable y previenen condiciones patológicas como dermatitis atópica, eccema y psoriasis. Cuando esta colonia de bacterias se ve alterada, la piel se vuelve vulnerable, aumenta su inflamación y se altera su pH.

Los probióticos son alimentos o suplementos que contienen microorganismos vivos con el objetivo de mantener o mejorar las bacterias «sanas» del cuerpo. Se encuentran en alimentos que quizás consumas regularmente, como el yogur, y en otros tal vez no tan conocidos, como el kéfir y el kimchi. Los prebióticos, en cambio, son alimentos (generalmente con alto contenido de fibra) que actúan como nutrientes para la microbiota humana y se pueden encontrar en granos integrales, plátanos, hortalizas de hoja verde, cebolla, ajo y soja.

Hoy en día se pueden ver prebióticos y probióticos agregados a productos finales para su consumo, podemos comprar probióticos en forma de suplementos y lentamente también estamos empezando a verlos en productos para el cuidado de la piel.

Para resumir: nuestro cuerpo se beneficia de un buen equilibrio de bacterias y microorganismos, pero como estamos constantemente en contacto con agentes que dañan o lastiman estas bacterias (por ejemplo: antibióticos), cada vez aparecen más alternativas para mantener un equilibrio.

CONSEJO DE ESPECIALISTA

Dra. Celeste Pizarro, dermatóloga (@dra.celestepizarro)

La medicina está cambiando y la dermatología no se queda atrás, sigue el mismo rumbo. Siempre supimos que nuestro cuerpo es un todo y que la piel forma parte de esta compleja maquinaria y que todo está en íntima relación... Pero poco se sabía de esta integración hasta hace un tiempo.

El intestino se comunica con el resto del cuerpo gracias a mediadores «químicos» que el intestino produce y viajan hacia la piel o cualquier otro órgano específico. Además, se comunica de forma «eléctrica» través del sistema nervioso. Cuando la piel recibe las diferentes señales, las interpreta y las procesa, y las respuestas que envía pueden ser múltiples y dependen de cada cuerpo y de su entorno.

La piel es un órgano complejo y fascinante que recibe señales y envía muchas otras cuando responde a ciertos estímulos como el estrés, las emociones, angustias, etc. Saber esto es la clave para poder empezar a entenderla.

Cada dermatosis —como el acné, la rosácea y la psoriasis, entre otras —, tienen su propio mapa de evolución y sus posibles causas. Descifrar ambas variables es una tarea ardua, larga y conjunta entre el paciente y el médico, donde la base se asienta en conocer nuestro cuerpo, nuestra piel y los millones de microorganismos invisibles que no vemos pero que son nuestra capa protectora, fácilmente franqueable por diversas situaciones como el estrés, los malos hábitos o el uso incorrecto de productos cosméticos.

Esta capa protectora, llamada microbioma, la podemos encontrar en diferentes partes del cuerpo y cumple funciones muy específicas e importantes para mantener la homeostasis (equilibrio) de cada órgano. Existe una comunicación estrecha entre los diferentes microbiomas, como la piel y el intestino en este caso, en conjunto con el cerebro.

Mantener sana nuestra piel implica sanar nuestro microbioma intestinal, por eso se suele referir al intestino como segundo cerebro. Para esto podemos hacer muchas cosas, pero el primer paso es cambiar nuestra despensa de alimentos, comúnmente llena de ultraprocesados, por una despensa microbiota, compuesta por alimentos frescos, orgánicos y caseros, e incorporar también alimentos fermentados y ricos en fibra. Es clave complementar una buena alimentación con ejercicio físico y ejercicio mental para poder darle un resignificado a la palabra «estrés».

Haz la conexión y mantenla saludable. «Educar y acompañar para sanar», ese es mi lema.

ENTONCES...

Descansamos, dormimos bien, nos alimentamos bien, nos lavamos el rostro, ¿y ahora qué? Necesitamos hidratar la piel. ¡Esto lo hacemos de día y de noche! Quizás sepas que existen los tónicos, sérums, mascarillas y máscaras de noche. Pero lo básico y fundamental es tener una crema.

Qué crema comprar dependerá de ti, de tu tipo de piel, de cuán sensible es, de sus alergias, de sus afecciones, pero también de tus gustos y de tu presupuesto. En mis redes sociales hago reseñas de cremas accesibles que me gustan desde la experiencia personal, así que pueden tomarlas como guía, pero es importante que una crema no reseque, no deje tirante y no inflame la piel. De todas maneras, más abajo te dejo algunos tips para elegir la crema ideal.

Una de las preguntas que más me hacen es: «¿puedo usar la misma crema hidratante de día y de noche?». Y la respuesta es que en algunos casos sí, en otros no. Algunas cremas de día tienen filtros solares, con una consistencia más ligera, por lo que no podemos usarlas de noche. Por otro lado, algunas cremas de noche tienen componentes que no pueden entrar en contacto con el sol. Así que, si queremos comprar una única crema para ambos usos, es importante que estemos muy atentos a sus ingredientes.

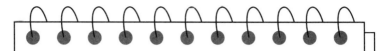

TIPS PARA ENCONTRAR TU HIDRATANTE IDEAL

➤➤ Yo prefiero una que no tenga protector solar, porque eso hace que la podamos usar de día y de noche.

➤➤ Si tienes piel mixta o grasa, las texturas en gel que dicen *oil free* irán mejor con tu piel, pero asegúrate de que tengan ingredientes hidratantes.

➤➤ Observa qué componentes tiene la crema (no necesariamente toda la lista, pero sí los resaltados) y considera si son los que crees que tu piel necesita.

➤➤ Realiza siempre el test de alergia en codo y cuello antes de usarla en toda la cara, en especial si nunca has usado la marca o los componentes que vienen en la crema.

TÓNICOS, CREMAS, SÉRUMS, MASCARILLAS, ¿¡QUÉ USO!?

Es una excelente pregunta y, como siempre digo, la piel no es talla única, así que lo que decidas utilizar dependerá de las necesidades de tu piel, tus gustos y tu presupuesto. Repasemos los distintos tipos de productos para que puedas tomar una decisión más informada.

TÓNICOS

El tónico es un producto que se aplica después de la doble limpieza o durante la mañana después de la limpieza simple. Está hecho a base de agua y prepara la piel para recibir los sérums y las cremas del final de nuestra rutina. Es un paso extra que hidrata y restaura.

Aunque utilizarlo es opcional, a mí me parece una muy buena adición a la rutina tanto para el día como para la noche.

Hay muchísimos tónicos o lociones tonificantes para la piel, todos tienen ingredientes que nos hidratan y dejan la piel apenas húmeda para el siguiente paso de la rutina. Además, algunos tónicos tienen ingredientes que son importantes para ciertas necesidades de la piel. Podríamos categorizarlos en:

1. EXFOLIANTES: estos los vimos en el capítulo anterior, cuando hablamos de limpieza y exfoliación. Barren de manera química las células muertas de la piel y reducen la oleosidad. La frecuencia de uso dependerá de cómo estén formulados y de tu tipo de piel.

2. HIDRATANTES: están recomendados para todo tipo de piel, en especial si es una seca o deshidratada. También son ideales para «compensar» en el caso de que nuestro limpiador sea exfoliante o sintamos la piel tirante y reseca tras utilizarlo.

3. CALMANTES: ideales para pieles irritables, con rosácea, con la barrera comprometida o tras una exfoliación.

4. ANTIOXIDANTES: estos iluminan, protegen la piel, reducen la hiperpigmentación y protegen de los daños de los radicales libres.

¡Y también se pueden combinar!, es decir, un tónico puede ser calmante y antioxidante.

Para aplicarlo puedes usar discos de algodón (mejor si son los reutilizables), pero, como la idea es dejar la cara húmeda y el disco también absorbe el líquido, estamos gastando más producto. Por eso, yo prefiero aplicar el producto usando únicamente las manos (excepto que sea exfoliante). Ejerce un poquito de presión, unos pequeños golpecitos, para que el producto penetre mejor en la piel.

Elegir qué tónico utilizar, como siempre, dependerá de tu tipo de piel (si tienes piel sensible, piel acneica, piel seca, piel opaca) y de tu necesidad (¿quieres que te hidrate?, ¿quieres que te repare la barrera de la piel?, ¿quieres combatir los radicales libres?, ¿quieres un efecto calmante?). Una vez que tengas en claro esos dos factores, podrás elegir el tónico ideal teniendo en cuenta sus componentes, pero te recomiendo que evites los productos que contengan alcohol, menta, fragancias, aceites esenciales y hamamelis.

SÉRUMS

Los sérums o sueros cosméticos son concentrados de ingredientes activos que sirven para tratar una o más necesidades puntuales de la piel. Suelen ser a base de agua pero hay algunos a base de aceites también, y eso cambia mucho la modalidad de uso, así que ¡continúa leyendo para sacarles el mayor provecho posible! Ahora hablaremos de los sérums de base acuosa.

Se pueden usar de día y de noche, pero es recomendable incorporarlos solo si ya tienes tu rutina básica consolidada y con buenos resultados, es decir, cuando ya tengas aceitada la doble limpieza, exfoliación, tónico, crema.

Podríamos decir que existen cuatro tipos principales de sérums:

* HIDRATANTES: se utilizan para recomponer la barrera de la piel, son ideales para pieles secas o deshidratadas.

* ANTIOXIDANTES/ILUMINADORES: reducen la opacidad, las manchas y la sequedad. Usados de día, nos protegen contra los radicales libres del sol, pero

ojo que de noche también tienen efecto residual; es cuestión de preferencia (¡yo prefiero de día!). Los que tienen cafeína son antiinflamatorios, antioxidantes e ideales para el área de las ojeras. Otro componente que podemos encontrar entre estos sérums es la niacinamida, que reduce la inflamación, calma rojeces, mantiene la piel suave e hidratada y reduce la apariencia de poros «grandes».

★ ANTIARRUGAS: los sérums con ácido hialurónico nos ayudan a mantener la elasticidad, firmeza e hidratación. Dentro de esta categoría debo nombrar a los que contienen retinol, un renovador celular que ayuda con el acné, la oleosidad, los puntos negros y, encima, es *antiage*. Sin embargo, es complejo de utilizar, así que consulta con tu dermatólogo antes de usarlo, y que sea siempre de noche.

★ EXFOLIANTES: dependiendo de sus ingredientes y modo de uso, pueden ser utilizados para todo el rostro o como *spot treatment,* es decir, tratamiento de un lugar específico (normalmente granitos). Hay otros exfoliantes que funcionarán como atenuador de manchas en la piel.

Al igual que con los tónicos, estos productos pueden ser combinados para un resultado más completo.

Los sérums, por lo general, se aplican tanto de día como de noche, como mencioné antes, pero dependerá del tipo de sérum que elijamos. Por ejemplo, los que contienen retinol y ácidos AHA debemos usarlos sí o sí de noche porque son fotosensibilizantes. Otro caso serían los que tienen niacinamida y vitamina C, que nos protegen contra los radicales libres (el sol, la contaminación) y regulan la oleosidad de la piel, por lo que tienen un mejor efecto de día.

Por último, pero no menos importante, se recomienda generalmente sellar el sérum con una crema después de aplicarlo, porque estos productos en sí no contienen ningún oclusivo (es decir, un ingrediente que selle y retenga).

ACEITES EN LA RUTINA

Si tu sérum es a base de aceite, hay un par de consideraciones más a tomar. No está recomendado su uso de día porque podría interferir con la absorción de protectores solares con filtros químicos, ¡es preferible dejarlo para nuestra rutina nocturna! Por la noche iría como oclusivo final, en reemplazo de la crema o incluso después de su uso.

Pero ¿qué beneficios tienen los sérums o aceites en la rutina?

Fortalecen la capa superior de la piel (estrato córneo), sellan toda nuestra rutina para que sea óptima y la protegen de la pérdida de agua porque aportan los lípidos esenciales o necesarios para mantener la barrera cutánea en equilibrio. Es importante usarlos como último paso porque, justamente, crean una barrera oclusiva que atrapa la humedad de la piel. ¿Te acuerdas del experimento que solíamos hacer en el colegio en el que intentábamos mezclar aceite y agua? Si no lo has hecho, ¡pruébalo ahora en casa!

Como sabrás, no se mezclan; el agua queda debajo y el aceite forma una capa por encima. En nuestra rutina, el agua representa a los productos que debemos aplicar antes, como tónicos, sérums a base de agua y cremas. El aceite es lo último que aplicamos y crea esta capa protectora. Si intentamos aplicar productos a base de agua después del aceite, no penetrarán la piel.

Hay muchísimos tipos de aceites, derivados de plantas, minerales y esenciales. Mi recomendación es que te alejes de los esenciales, como la lavanda por ejemplo, porque suelen ser más alérgenos que otra cosa. Te dejo una guía con ejemplos según tu tipo de piel para que puedas elegir el correcto:

* PARA PIELES SECAS: aceite de marula, que reduce rojeces e hidrata la piel seca e irritada.
* PARA PIELES NORMALES: escualano, jojoba y marula son excelentes opciones porque no son pesados.
* PARA PIELES MIXTAS, GRASAS O CON TENDENCIA A DESARROLLAR ACNÉ: argán, escualano, marula y jojoba.

Ahora que sabes cuál puede ir con tu piel, sabes también que todo tipo de piel puede usar un aceite, pero es importante entender que el rostro no tiene que quedar grasoso (usa solo tres o cuatro gotas), que la composición del aceite tiene que ser buena, sin ingredientes «relleno» en la fórmula y con aceites refinados; por supuesto, ten en cuenta que es un paso totalmente opcional y extra en tu rutina.

Aunque muchas veces podemos tenerle miedo a los aceites (en especial las pieles con tendencia más grasa), son excelentes para ayudar a nuestra piel a recuperar la hidratación y balancear la producción de sebo natural.

Aceite de árbol del té

¡La excepción a la regla! Este es un aceite esencial poderoso, antiinflamatorio y antibacteriano. Hay estudios que comprueban su eficacia en tratamientos para el acné y para controlar la oleosidad.

Puede ser aplicado como sérum con el objetivo de reducir la grasa o como tratamiento ante brotes de acné. Este aceite tiene que ser diluido sí o sí, porque es muy fuerte y puede causar irritaciones si se aplica directamente. Esta es una pequeña guía para su uso seguro:

1. Diluir 1 o 2 gotas en otro aceite (no esencial).

2. Realizar test de alergia en el codo y cuello: aplicar unas gotas y esperar 24 horas para ver si hay alguna reacción desfavorable.

3. Aplicar sobre el rostro limpio y seco, sobre las áreas afectadas.

4. Dejar secar unos minutos y luego aplicar crema hidratante.

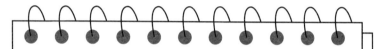

TIPS PARA EL USO DE SÉRUMS

➡ Hay dos formas de aplicación: puedes aplicar unas gotas en la mano, frotarla con la otra y después distribuirlo por el rostro apoyando las palmas. Otra forma es dejar caer las gotas sobre el rostro, pero es importante que el gotero nunca entre en contacto con la piel.

➡ Guardalos en un lugar seco, a temperatura ambiente y lejos del sol.

➡ Para ver sus efectos se requiere de un uso constante.

➡ Para elegir cuál usar, te recomiendo que compruebes en la fórmula que no tenga muchos ingredientes de relleno, que tenga una textura ligera, suave, sedosa o que sea de gel y de rápida absorción (esto ayudará a que penetre en más capas de la piel).

MASCARILLAS

El uso de las mascarillas muchas veces reemplaza la aplicación del sérum; por lo que después del tónico podemos elegir entre uno u otro paso. Su uso puede ser diario, pero esto (¡una vez más!) dependerá de tu tipo de piel y de tu presupuesto. Por ejemplo, yo elijo las mascarillas como un mimo: las uso una o dos veces por semana en mi rutina nocturna o antes de maquillarme cuando sé que tendré mucho tiempo el maquillaje aplicado. ¡Cuestión de gustos!

Hay muchísimas mascarillas en el mercado, pero podemos clasificarlas entre exfoliantes (por ejemplo, las mascarillas de arcilla que ayudan a absorber la grasa extra que genera el rostro y purifican la piel), hidratantes y antioxidantes. Todas otorgan una gran concentración de activos en diferentes vehículos: frascos, polvos, sobres, *sheetmasks,* ¿¡cuál uso!? Bueno, también es una cuestión de gustos, así que te recomiendo que vayas probando para encontrar la opción que más te guste.

CONTORNO DE OJOS

La piel alrededor de nuestros ojos es más fina y, por ende, más susceptible a arrugas y a daños por exposición al sol. Entonces, ¿necesitamos contorno de ojos? Y... la realidad es que depende de ti.

El contorno de ojos es esencialmente una crema hidratante, al igual que la hidratante común o *antiage* que usamos en la cara. Así que, si no queremos gastar y nuestro objetivo es hidratar, podemos ahorrar aplicando nuestra crema de todos los días en la zona de ojos y listo. Aunque eso no significa que los contornos de ojos sean inútiles. Muchos están formulados para tratar necesidades específicas y tienen ingredientes fantásticos como retinol, cafeína, vitamina K1 y ácido hialurónico. Algunos contornos son para una necesidad particular: para arrugas, para suavizar la piel o para aclarar ojeras, y, a diferencia de utilizar una crema diseñada para darle otro uso, estos están testados oftalmológicamente.

En cuanto al momento de la aplicación, hay una controversia y existen argumentos de los dos bandos, hay quienes defienden el uso de día y otros, de noche. Como muchos están hechos para hidratar y «rellenar», yo prefiero usarlos durante el día, para que actúen de prebase de mi maquillaje y hagan que me dure más y no se cuartee. Cuando lo usaba de noche, notaba que me levantaba con los ojos hinchados (porque recordemos que el contorno hidrata y rellena), así que cambié al día. Mi recomendación es que cada uno pruebe lo que le sirva, y también que tengas en cuenta los ingredientes, porque algunos componentes y ácidos no son compatibles con el sol.

Para aplicarlo, sigue la estructura ósea de tu rostro y date unas palmaditas suaves con el dedo anular para que se absorba el producto. ¡No lo coloques muy cerca del ojo! No hace falta y puede irritarse. Opcionalmente, puedes ayudarte con un rodillo de jade.

Todos estos son los productos que pueden intercalarse entre la limpieza y la hidratación. Lo repito y no me cansaré de decirlo, lo vital es que te hidrates. Los pasos que quieras sumar en medio son opcionales.

LA EDAD Y LAS CREMAS, ¿QUÉ SUCEDE CON LOS AÑOS?

Los productos *antiage* están formulados con ingredientes y activos para «ralentizar» el proceso de envejecimiento de la piel.

El retinol es el ingrediente más popular y el más buscado en esta tendencia. Es una forma activa de la vitamina A, que ayuda a crear colágeno y elastina, renovar las células, reducir arrugas y mejorar la hiperpigmentación. Además, disminuye la apariencia de poros grandes o dilatados y deja la piel luminosa. Por si fuera poco, ayuda también con el acné, porque controla la oleosidad y los puntos negros. ¡¡Es el ingrediente que más impacto tiene!!

Existe el ácido retinoico que se utiliza en tratamientos específicos, recetado y acompañado por un profesional, y también el retinol de venta libre, que no es muy fuerte, pero siempre es recomendable empezar aplicándolo al final de la rutina nocturna (después de la última crema) y no más de dos veces a la semana. También viene incorporado en cremas y en ese caso podemos usarlo todos los días porque está formulado de esa manera, pero siempre hay que esperar para ver los efectos; usualmente, en un mes ya se comienzan a notar los cambios.

Este ingrediente viene en distintas concentraciones que oscilan entre el 0,01 % y el 1 %. Hay que comenzar utilizando la concentración más baja e ir viendo nuestra tolerancia. Una vez que nuestra piel haya demostrado tolerancia a cierta concentración, entonces se puede aumentar.

> ⚠️ **IMPORTANTE** ⚠️
>
> ✱ No combinarlo con otros activos fuertes como vitamina C o exfoliantes (a menos que estén formulados juntos). Por lo tanto, si utilizas una crema con retinol, deja la exfoliación y/o cualquier producto que tenga vitamina C para otro día.
>
> ✱ El retinol no es apto para embarazadas ni para quienes están amamantando.

Otro ingrediente utilizado en los productos *antiage* son los antioxidantes (vitamina C, niacinamida, extracto de té verde, vitamina E) que ayudan a proteger la piel de daños ambientales, como la contaminación o los rayos

UV, y el ácido hialurónico, que hidrata muchísimo la piel y la mantiene así por mucho tiempo, rellena líneas de expresión y arrugas leves. Podemos incorporar todos estos ingredientes en cremas, sérums, siempre poco a poco para probar nuestra reacción. Y es clave asesorarnos con dermatólogos y/o cosmetólogos para complementar con *peelings*, si es necesario.

Ahora, ¿a partir de qué edad puedo usar productos *antiage*? Toda la bibliografía que leí dice que, a partir de los veinte años, técnicamente, puedes usarlos de manera preventiva. Dicho esto, no me parece supernecesario ponernos mil productos desde tan jóvenes, pero sí iría incorporando gradualmente a partir de los veinticinco, ya que es a partir de esa edad que empezamos a producir menos colágeno y menos ácido hialurónico y podemos beneficiarnos de todos estos ingredientes. Después de los treinta, son muy, muy beneficiosos, ¡y después de los treinta y cinco yo diría obligatorios!

Personalmente, el concepto *antiage* no me gusta mucho, prefiero pensarlo como dar la mejor oportunidad (a nuestro alcance) a la piel de envejecer de manera saludable. Ninguna crema equiparará a una dosis de bótox, pero, sin un cuidado correcto de la piel y una buena rutina, ese bótox no lucirá a su máxima potencia.

> ⚠ **IMPORTANTE** ⚠
>
> Recordad que algunos activos no se pueden mezclar.
> Para eso tenéis mi guía de combos en el capítulo 8.

EMBARAZADAS, LACTANTES Y SU CUIDADO DIFERENCIAL

No quiero dejar de mencionar esto, me parece de vital importancia explayarme sobre algunos ingredientes que no son seguros para mujeres embarazadas porque pueden interferir con el desarrollo del feto y no son seguros para lactantes porque pueden ser transmitidos a través de la leche materna. En algunos casos no está efectivamente comprobado que hagan daño, pero se aconseja no utilizarlos porque aún quedan estudios pendientes. Confirma con tu profesional de la salud si puedes usar alguno de estos ingredientes:

* **AHAS Y BHAS:** en general, los exfoliantes no se recomiendan durante el embarazo porque, al exponer la barrera cutánea, dejan la posibilidad de que penetren otras sustancias perjudiciales. Los ácidos seguros en el embarazo son el azelaico y el láctico.
* **PERÓXIDO DE BENZOILO:** este ingrediente es demasiado fuerte para aplicarlo durante el desarrollo del feto y no se recomienda.

* **ACEITE DE CANNABIS (CBD)**: no hay estudios aún realizados que garanticen la seguridad de embarazadas y del feto. Por favor, no lo utilices si estás gestando.

* **DHA**: este ingrediente encontrado en autobronceadores no es recomendable, ya que si su formato es en *spray* puede ser inhalado y perjudicar al feto.

* **ACEITES ESENCIALES**: aunque algunos están permitidos, otros, como el aceite de tomillo, no están recomendados.

* **FORMOL**: su uso está vinculado con problemas respiratorios y hasta cáncer; mi recomendación es evitarlo siempre.

* **HIDROQUINONA**: este ingrediente despigmentante se absorbe a nivel sistémico y puede ser peligroso para el feto.

* **RETINOL (EN TODAS SUS FORMAS)**: está vinculado a defectos de nacimiento, así que su uso está completamente prohibido.

Por otro lado, las pieles de las personas embarazadas son much, mucho más susceptibles al sol y al melasma; por esto es muy importante el uso del protector solar todos los días. Para mantener la piel iluminada y protegida de los radicales libres, se pueden incorporar activos como la niacinamida y la vitamina C.

MITOS Y VERDADES SOBRE LA HIDRATACIÓN

1. MITO: EL ACEITE DE COCO ES UN EXCELENTE HIDRATANTE.

REALIDAD: «ES UNO DE LOS ACEITES MÁS COMEDO-GÉNICOS DISPONIBLES», SEGÚN LA DOCTORA LINDA NGUYEN, DIRECTORA MÉDICA DE LA CLÍNICA DE TO-RONTO. Es pesado y actúa como una cera que se apoya en la dermis como si fuera un papel film, e impide que nada entre y nada salga. Esto resulta en una acumulación de bacterias, sebo y células muertas que eventualmente producen el desarrollo de acné.

2. MITO: SI TENGO PIEL GRASA, NO DEBO HIDRATARME.

REALIDAD: TODAS LAS PIELES NECESITAN HIDRATACIÓN. Lo importante es encontrar una que funcione acorde a tu piel. En el caso de la piel grasa, se suelen recomendar los llamados geles o geles cremas.

3. MITO: SI APLICO CREMA HIDRATANTE TODOS LOS DÍAS, LA PIEL SE VUELVE VAGA Y PIERDE SU CAPACIDAD NATURAL DE HIDRATACIÓN.

CAPÍTULO 3 LA HIDRATACIÓN

REALIDAD: TOTALMENTE MITO. Como sostiene la dermatóloga estadounidense, la Dra. Dray, no solo esto no es cierto, sino que tu piel necesita de la ayuda externa de las cremas hidratantes y de la ingesta de agua para mantenerse hidratada. De hecho, a medida que pasa el tiempo y como un proceso natural (por la edad, el clima, el sol), la piel pierde la capacidad de mantenerse hidratada por sí misma, por lo cual necesitamos sí o sí utilizar crema hidratante[5].

4. MITO: DEBO CAMBIAR LA CREMA NUEVA SI AL DÍA SIGUIENTE ME SALE UN GRANITO.

REALIDAD: LOS GRANITOS TOMAN UN TIEMPO EN DESARROLLARSE, ¡NO NECESARIAMENTE ES CULPA DE LA CREMA! Sí hay que suspender el uso inmediatamente si al aplicar la hidratante, se desarrolla una reacción alérgica (es decir, si ves toda tu piel roja o hinchada).

5. MITO: LA PIEL NECESITA UNOS DÍAS SIN HIDRATACIÓN PARA DESINTOXICARLA.

REALIDAD: LA PIEL NO SE INTOXICA. Cuando empiezas una rutina, toma bastante tiempo que tu piel se acostumbre a los ingredientes y que empiecen a hacer efecto.

---

[5] Madison KC. *Barrier function of the skin: «la raison d'être» of the epidermis*. J. Invest. Dermatol. 2003 Aug;121(2):231-41.

Si cortamos su aplicación abruptamente, nos arriesgamos a que nuestra piel se irrite por la falta de hidratación y protección; además tiramos a la basura la constancia y el progreso que alcanzamos durante el tiempo de aplicación.

6. MITO: SI USO PROTECTOR SOLAR, NO NECE-SITO HIDRATARME.

REALIDAD: DEPENDE DEL PROTECTOR SOLAR. Algunos protectores son hidratantes y te puedes saltar este paso, sobre todo en días de mucho calor; por lo general, siempre lo aclaran en el envase.

7. MITO: SI MI CREMA HIDRATANTE TIENE PRO-TECTOR SOLAR, NO NECESITO APLICAR MÁS PROTECCIÓN.

REALIDAD: NO NOS PROTEGE LO SUFICIENTE. Las cremas que llevan factor de protección solar tienen una cantidad muy baja de protector real. Por lo cual, para alcanzar la protección necesaria deberíamos aplicar mucha más crema de la que necesitamos. Así que, ¡ojo! Por más que la crema tenga cierto factor de protección, debemos aplicar igualmente un protector solar después de la hidratación.

8. MITO: LA PIEL SE PUEDE VOLVER ADICTA A LA HIDRATACIÓN.

REALIDAD: ¡FALSÍSIMO! No podemos volvernos adictos ni dependientes a la hidratación, ni física ni psicológicamente. Sí sentiremos satisfacción por el efecto que produce la hidratación y veremos la piel más limpia y más luminosa.

Capítulo 4

—— ◇ ——

LA PROTECCIÓN

Ya hablamos del ABC del *skincare*, y ahora te quiero contar sobre el paso más importante de la rutina de día: la protección. Pero primero tenemos que saber de qué nos protegemos y por qué.

QUÉ SON LOS RAYOS UV

La luz está hecha de partículas electromagnéticas (fotones) que viajan en ondas. Esas ondas emiten energía en diferentes rangos y fuerzas. Cuanto más corta la onda, más alta la energía. Cada rango de ondas está diferenciado por un color y categoría (rayos gamma, rayos X, rayos UV, rayos visibles, infrarrojos y ondas de radio).

El sol tiene rayos infrarrojos (IR), los que percibimos a través de la sensación de calor, y rayos visibles, que son los que nos proveen la luz del día. A su vez, los rayos ultravioleta (UVR) también están presentes en el sol y son cancerígenos (sí, producen cáncer. Ahora se entiende un poco más lo de la protección, ¿no?).

La radiación UV está dividida en tres bandas:

1. UVA: son los rayos que llegan a la Tierra en una proporción muy grande. Es muy fácil consultar, por ejemplo, en las aplicaciones del clima de nuestros móviles el índice UV que indica cuán fuertes están los rayos UVA a través de la siguiente escala:

ÍNDICE UV

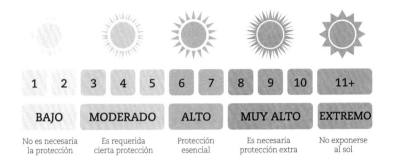

1	2	3	4	5	6	7	8	9	10	11+

BAJO	MODERADO	ALTO	MUY ALTO	EXTREMO
No es necesaria la protección	Es requerida cierta protección	Protección esencial	Es necesaria protección extra	No exponerse al sol

Este tipo de radiación es silenciosa: no la sentimos, pero está presente todo el tiempo (atraviesa ventanas, por ejemplo); por eso es la banda más peligrosa, porque es la que más recibimos en la Tierra.

2. UVB: estos rayos también llegan a la Tierra, pero parte de su radiación está filtrada por la capa de ozono. Por lo tanto, si bien es más potente que la banda UVA, es menos peligrosa porque llega en menor medida. Estos rayos son los que causan el bronceado de la piel, porque generan quemaduras. Producen el daño más instantáneo, dañan la estructura genética de la piel y causa que mute (que se oscurezca, que salgan lunares o que empeoren). No atraviesa ventanas, por eso no nos bronceamos estando dentro de casa o en el coche.

3. UVC: esta banda está filtrada por la atmósfera por lo que, por el momento, no llega a la Tierra. Sin embargo, hay una creciente preocupación por los agujeros en la capa de ozono y la posibilidad de que estos rayos comiencen a filtrarse.

Por otro lado, existe también la luz azul (HEV), que proviene principalmente del sol, pero también de los dispositivos electrónicos. Es decir, que estamos expuestos constantemente porque es emitida por televisores, ordenadores, móviles o bombillas fluorescentes, por ejemplo. Esta luz es de onda corta, con lo que produce mucha energía. Los estudios actuales (y esto es un tema nuevo, así que la información cambia todo el tiempo) sugieren que exponernos a luz azul proveniente de aparatos electrónicos de manera prolongada puede generar daños en la piel, aunque aún no se ha reunido evidencia suficiente para avalar esta teoría. Sin embargo, si usas gafas, probablemente sepas que ahora se fabrican cristales con filtro de luz azul porque está comprobado que ayudan al descanso de los ojos y a evitar daños en la vista.

De todas maneras, no nos olvidemos de que la luz azul del sol sí es perjudicial para nuestra piel y también atraviesa los cristales. Por lo cual es muy importante que usemos protector solar dentro de casa para evitar manchas y arrugas prematuras, rojeces y empeorar ciertas afecciones como el melasma. En este caso, necesitamos protectores físicos que tengan en sus ingredientes dióxido de titanio y óxido de zinc, que también ayuda pero en menor nivel, porque para que el zinc sea efectivo, sus partículas tienen que ser de al menos 100 nanómetros, y esa cantidad solo la encontramos en los protectores que nos dejan blancos como fantasmas.

También nos ayudan los antioxidantes y hoy en día hay varios productos formulados con el propósito de protegernos de la contaminación y de la luz azul, pero nada es más importante que el protector solar.

> **¿SABÍAS QUE** los móviles y ordenadores tienen un filtro de luz azul? Puedes activar esta opción si no te molesta el ligero cambio en los colores, y también te ayudará a proteger la vista, dado que sí está comprobado que la luz azul de las pantallas genera daños en los ojos.

CÁNCER DE PIEL Y DAÑO SOLAR

El cáncer de piel es el crecimiento anormal de células de la piel. La principal causa de este tipo de cáncer es la exposición al sol, según afirma la Fundacion del Cáncer de Piel de los Estados Unidos; aunque también puede darse en áreas que no están necesariamente expuestas al sol.

Por eso es importante realizar chequeos de todo el cuerpo cuando visitamos a nuestro dermatólogo.

Se puede reducir muchísimo el riesgo de cáncer de piel si evitamos la exposición a los rayos ultravioletas y chequeamos los lunares una vez al año con un dermatólogo.

Desde casa podemos controlar nuestros lunares siguiendo la regla mnemotécnica del ABCDE de los lunares:

* A: ASIMETRÍA. ¿Mis lunares son asimétricos?
* B: BORDES. ¿Tengo algún lunar con bordes irregulares?
* C: COLOR. ¿Se produjo algún cambio en el color de alguno de mis lunares?
* D: DIÁMETRO. ¿Presentan cambios de tamaño?
* E: EVOLUCIÓN. ¿Cambió de alguna manera mi lunar?

Si notamos que tenemos dos o más de estos síntomas, debemos acudir de manera urgente al dermatólogo. Recordemos siempre que ¡prevenir es salud!

Existen tres grandes tipos de cáncer de piel:

1. CARCINOMA BASOCELULAR: comienza en las células basales, que es un tipo de célula dentro de la piel que produce nuevas células mientras las viejas se van muriendo. En apariencia generalmente es una elevación transparente en la piel (aunque puede tener otras formas). Este tipo de cáncer de piel aparece con mayor frecuencia en las partes directamente expuestas a los rayos UV: cabeza, cara, cuello. Se cree que la mayoría de estos carcinomas son por resultado directo a la exposición solar. Al principio puede parecer una lesión que no se cura, perlada, blanca, marrón o azul (como si fuera un moretón). Es muy importante ir al médico si ves que tienes un nuevo crecimiento en la piel o algo que cambia de forma o una herida que no se cura, para descartar este tipo de carcinoma o, en todo caso, detectarlo a tiempo.

2. MELANOMA: puede darse en cualquier parte del cuerpo (incluso en las palmas, las uñas y, en casos menos frecuentes, en los ojos o dentro de la nariz) y en diferentes colores. Es el cáncer de piel más serio y se desarrolla en las células llamadas melanocitos, que son las que producen la melanina, es decir, lo que le da color a nuestra piel. La causa de los melanomas no está confirmada, pero se cree que la exposición a la radiación UV y a las camas solares aumentan el riesgo de padecerlo. Por lo tanto, limitando la exposición, reducimos el riesgo. Es más frecuente en las personas con tez más oscura. Los primeros signos y síntomas son: un lunar nuevo o cambios en un lunar ya existente (que adquiera relieve o que le salgan pelos, por ejemplo).

3. CARCINOMA DE CÉLULAS ESCAMOSAS: es el tipo más común de cáncer de piel. Puede aparecer en cualquier parte del cuerpo, incluso en los labios. Se desarrolla en las células escamosas, que son las que están en las capas medias y superiores de la piel. No es mortal, pero es agresivo. Si no se trata, puede causar complicaciones serias. La causa de estos carcinomas también es la exposición a los rayos UV. Así que, como dije antes y no me cansaré de repetirlo: si evitamos la exposición, reducimos el riesgo. Los signos y síntomas son: nódulo rojo y firme o un sarpullido pequeño que se escama, así como una nueva herida sobre una vieja.

Una vez que se desarrolla cualquier tipo de cáncer de piel, hay que ser extremadamente rigurosos con los controles dermatológicos y con la exposición al sol.

Después de toda esta información, ¿todavía quedan dudas de que el protector solar hay que usarlo los 365 días del año? Previene que la radiación UVA y UVB penetre en nuestra piel y nos lastime, por lo tanto también previene el cáncer de piel, la hiperpigmentación, las irritaciones y las quemaduras en la piel, la aparición de lunares y arrugas. ¡Es nuestro mejor amigo!

¿SABÍAS QUE uno de los momentos en los que más necesitamos protector solar es cuando viajamos en avión? Es cuando más cerca estamos del sol y más vulnerables somos a sus rayos, así que viajemos SIEMPRE protegidos. El protector solar debe aplicarse antes de subir al avión.

EL QUIÉN, CÓMO Y CUÁNTO DE LOS PROTECTORES

Cómo usarlo, cuánto aplicar y quiénes deben usarlo son algunas de las preguntas más frecuentes en relación al uso del protector solar.

A partir de los seis meses de edad, TODOS debemos usar protector solar. Un dato importante a tener en cuenta es que, si bien los adultos pueden utilizar los protectores solares diseñados para bebés, ellos no pueden utilizar los protectores de adultos. Esto es porque los protectores formulados para bebés tienen menos irritantes (no tienen fragancia ni alcohol ni ningún otro ingrediente que pueda dañar su piel sensible), pero no al revés.

Los protectores vienen en tantos formatos como te puedas imaginar. No tenemos excusa para no usarlos. Se trata solo de buscar el que más te guste. Para la primera aplicación se recomienda usar protectores en crema, gel crema, emulsión, *mousse*, loción, *spray* (estos generalmente solo para el uso corporal, por su alta concentración de alcohol) y bálsamo. Para retocar, se pueden usar también crema compacta, brochas minerales, polvos compactos y polvos sueltos.

Antes de hablar sobre la correcta aplicación del protector solar quiero compartir unas cifras preocupantes: la mayoría de las personas se aplica solo del 25 % al 50 % de la cantidad recomendada de protector. Si no estás seguro de cuánto deberías usar, usa esta guía:

CUÁNTO PROTECTOR SOLAR APLICAR

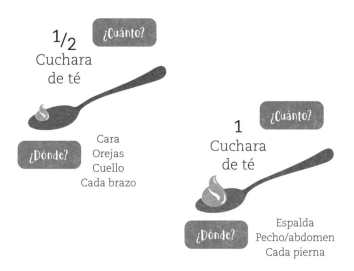

1/2 Cuchara de té
¿Cuánto?

¿Dónde?
Cara
Orejas
Cuello
Cada brazo

1 Cuchara de té
¿Cuánto?

¿Dónde?
Espalda
Pecho/abdomen
Cada pierna

Seguro que habrás escuchado alguna vez que para aplicar el protector debemos hacerlo con toquecitos o golpecitos, porque si no los filtros se «rompen» molecularmente. Esto es absolutamente falso, un mito más, y simplemente hay que aplicarlo masajeando el rostro pero con cuidado de no hacerlo demasiado bruscamente para no quitar o barrer el producto. Lo importante es sentir toda la piel cubierta y no olvidarse del cuello, las orejas o el escote. Para el cuero cabelludo se recomienda utilizar protector solar en *spray* o protegerse la cabeza con un gorro con protección contra los rayos UV. En los labios debemos aplicar bálsamo con factor FPS, y no nos olvidemos de proteger también la vista con gafas de sol con protección contra los rayos UV.

FOTOTIPOS DE LA PIEL

El fototipo es la capacidad de nuestra piel de asimilar la radiación solar, es decir, el conjunto de características que determinan si una piel se broncea o no, y cómo y en qué grado lo hace. Cuanto más baja sea esta capacidad, menos tolerancia a los rayos tendrá y más cuidados necesitará en el día a día.

Fototipo I	Fototipo II	Fototipo III
Personas de piel muy pálida y delicada, generalmente pelirrojos.	Personas de piel blanca y sensible, cabellos rubios o castaños.	Común entre los europeos, personas de cabello castaño y piel intermedia.
Sin capacidad de bronceado, sufren reacciones fotoalérgicas, irritaciones o quemaduras solares al exponerse de forma directa al sol en forma prolongada.	Apenas se broncean, con reacciones fotoalérgicas en caso de exposición prolongada al sol.	Primero enrojecen y después adoptan un color bronceado.
Protección 50.	Protección 50.	Protección 30.

Fototipo IV	Fototipo V	Fototipo VI
Personas de cabello moreno o negro.	Personas de piel morena, canela o cobriza.	Personas de piel muy oscura, tradicionalmente denominada «piel negra».
Se broncean con rapidez al exponerse al sol directo, muy común en la región mediterránea y Cercano Oriente.	Rara vez les afecta el sol, es muy común en el subcontinente indio, sudeste de Asia y nativos americanos.	Presentan gran resistencia a la exposición solar y es muy común en la población negra del África subsahariana, melanesios de Oceanía y aborígenes australianos.
Protección 30.	Protección 30.	Protección 30.

TEST DE EVALUACIÓN: ¿CUÁL ES MI FOTOTIPO?

1. ¿De qué color es tu piel cuando no está bronceada?
- a. Rojizo/blanco (0 puntos)
- b. Blanco/beige (2 puntos)
- c. Beige (4 puntos)
- d. Marrón claro (8 puntos)
- e. Marrón oscuro (12 puntos)
- f. Negro (16 puntos)

2. ¿De qué color es tu pelo natural?
- a. Pelirrojo/rubio claro (0 puntos)
- b. Rubio/castaño claro (2 puntos)
- c. Castaño (4 puntos)
- d. Castaño oscuro (8 puntos)
- e. Castaño más oscuro, casi negro (12 puntos)
- f. Negro (16 puntos)

3. ¿De qué color son tus ojos?
- a. Azul claro/verde claro/gris claro (0 puntos)
- b. Azul/verde/gris (2 puntos)
- c. Marrón claro, casi color miel (4 puntos)
- d. Marrón (8 puntos)
- e. Marrón oscuro (12 puntos)
- f. Negro (16 puntos)

4. ¿Cuántas pecas naturales tienes en el cuerpo (sin bronceado)?
- a. Muchas (0 puntos)
- b. Bastantes (4 puntos)
- c. Algunas (6 puntos)
- d. Ninguna (8 puntos)

5. ¿Cómo describirías tu herencia genética?
- a. Piel muy blanca (0 puntos)
- b. Piel clara (2 puntos)
- c. Piel morena/origen mediterráneo (4 puntos)
- d. Origen de oriente medio/hindú/asiático/hispanoamericano (8 puntos)
- e. Origen africano/afroamericano/aborigen (12 puntos)

6. ¿Cómo reacciona tu piel a una hora de exposición al sol en verano?
- a. Siempre se quema y nunca se broncea (0 puntos)
- b. Habitualmente se quema pero puede quedar un poco bronceada (2 puntos)
- c. A veces se quema, pero se broncea moderadamente (4 puntos)
- d. Se broncea con facilidad y casi nunca se quema (8 puntos)
- e. Rara vez se quema y se broncea profundamente (10 puntos)
- f. Nunca se quema (12 puntos)

7. ¿Cuál es tu potencial de bronceado?
- a. Nunca me bronceo (0 puntos)
- b. Me puedo broncear ligeramente (2 puntos)
- c. Me puedo broncear de forma moderada (4 puntos)
- d. Me bronceo con un color fuerte (8 puntos)

Basado en test de http://www.sanidaddigital.org.

FILTROS SOLARES: QUÉ HAY EN EL MERCADO

Existen dos grandes tipos de protectores solares, que se pueden combinar también entre ellos.

Por un lado, tenemos los filtros químicos (oxibenzona, avobenzona, octil salicilato, octocrileno, homosalato y octilmetoxicinamato) que funcionan de la siguiente manera: al aplicarlo, el protector absorbe los rayos UV, los convierte en calor y los libera a través, justamente, de una reacción química. Este tipo de protectores proveen una mejor protección cuando estamos expuestos al agua y al sudor.

Un ingrediente utilizado frecuentemente en los protectores químicos y que tiene una mala fama injustificada es la oxibenzona. Algunas personas sostienen que actúa como un disruptor hormonal (es decir, que interfiere con nuestra producción natural de hormonas), pero no hay evidencia conclusiva al respecto. Esto surge a raíz de un estudio que se realizó administrando oxibenzona de manera oral a un grupo de ratas. Sin embargo, la *American Academy of Dermatology* asegura que se tardarían 277 años de aplicación de protector solar para equivaler a la dosis que produjo esa reacción hormonal en los roedores.

Los filtros químicos son los más amigables cosméticamente, ya que son más fluidos, se absorben rápido y no dejan un tono blanquecino en la piel. Sin embargo, es necesario esperar diez minutos después de la aplicación para exponerse al sol.

Por otro lado, existen protectores solares físicos, también llamados minerales. Estos no se absorben[6], sino que permanecen en la capa superior de la piel y reflejan los rayos UV del sol. Los ingredientes activos de estos protectores solares son el óxido de zinc y el dióxido de titanio. No tiene tiempo de espera de exposición después de aplicarlo y el riesgo de tener una reacción alérgica por el uso de este tipo de productos es mínimo, por eso está recomendado para pieles sensibles y pieles con rosácea. Lo único negativo que tienen es que, al estar hechos a base de estos dos minerales blancos (óxido de zinc y dióxido de titanio), cuando los aplicamos nos dejan la piel con una apariencia blanca. Por suerte, a través de la nanotecnología, con el paso del tiempo, cada vez logran refinarlos más y reducir este efecto. ¡Estos filtros están disponibles desde los años setenta y su eficacia y tolerancia están más que comprobadas!

---

[6] Hay algunos estudios sobre protectores solares con nanopartículas de óxido de zinc que podrían indicar que una fracción se absorbe, pero se necesitan más estudios. De cualquier manera, no es peligroso y son ingredientes seguros.

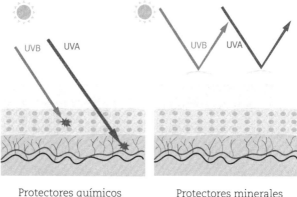

Protectores químicos   Protectores minerales

Hoy en día la gran mayoría de los protectores solares son una mezcla de filtros químicos y físicos, lo mejor de los dos mundos, en mi opinión. Pero, si tienes la piel muy sensible, existe un gran mercado de protectores minerales.

PROTECTOR SOLAR Y MEDIOAMBIENTE

Hay un gran movimiento de algunas marcas que dicen que sus protectores solares son seguros para los corales, a partir de estudios realizados que indicaban que los protectores con filtros químicos podían contribuir al desteñimiento de los corales. Pero los mismos científicos que se dedican a la protección de la vida submarina indican que el impacto del protector solar es lo menos dañino para los corales de todas las cosas que los afectan y los estudios disponibles son solo de laboratorios, que utilizan concentraciones mucho más altas a las que se verían en la realidad.

Está genial tomar la mayor cantidad de medidas a favor del medioambiente que estén a nuestro alcance. Pero, en este caso, si tu presupuesto no te permite pagar un protector solar que tenga ese aval, ¡no te sientas mal!

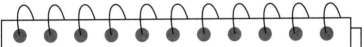

TIPS PARA ELEGIR
EL PROTECTOR SOLAR INDICADO

➡ Elegir un protector que sea de amplio espectro. Desde el 2012, en Argentina, todos los protectores solares son de amplio espectro (es decir, protegen contra rayos UVA y UVB) pero algunos protegen más que otros.

➡ Que no sea comedogénico.

➡ Que tenga factor de protección 30 o más. Yo uso 50. Es tema de discusión si valen la pena o no los protectores con mayor protección que 50 porque el factor 100, por ejemplo, solo protege 1% más que el 50 y tiene muchos químicos más que podrían irritar nuestra piel, por lo cual para algunos no vale la pena arriesgarse.

➡ Si tienes piel sensible, elige idealmente fórmulas sin fragancia.

➡ Si tienes piel mixta o grasa, te recomiendo los que dicen toque seco/*oil control*/*anti shine*/matificante.

➡ Si puedes, busca un protector que te proteja también contra la luz azul.

> **IMPORTANTE**
>
> El mejor protector solar es el que pones todos los días. Es el que tu piel soporta y el que tú soportas.

YA ME QUEMÉ...
¿AHORA QUÉ HAGO?

Bueno... te echaste al sol porque querías estar dorada y *pum*, ¿te has quemado y estás con la piel en llamas? ¿Qué es lo que ocasiona que se te irrite la piel y se te ponga roja? Justamente los rayos UVA y UVB de los que estamos aprendiendo.

Cuán rápido te quemes dependerá de tu fototipo de piel, la intensidad del sol y el tiempo de exposición. Los signos y síntomas de estas quemaduras son:

* ★ Rojez.
* ★ Dolor.
* ★ Hinchazón y ampollas en los casos más graves.
* ★ Sensación de estar con fiebre.
* ★ Fiebre.
* ★ Náuseas.
* ★ Escalofríos.
* ★ Dolor de cabeza.

Si has estado expuesto al sol y tienes alguno de estos síntomas, puedes darte un baño o una ducha fría, aplicar compresas frías, usar cremas postsolares que tengan ingredientes regeneradores o con aloe para descongestionar, tomarte antiinflamatorios orales (AINEs, como el paracetamol y el naproxeno) para calmar la hinchazón y el dolor del cuero cabelludo, hidratarte, y por supuesto, intentar evitar el sol para no empeorar la afección. En los casos más severos, es decir, cuando hay fiebre alta, escalofríos, dolor, ampollas en más del 20 % del cuerpo, boca seca, problemas al orinar, fatiga, mareos y dolor de cabeza, hay que acudir al médico con urgencia.

> ⚠ **IMPORTANTE** ⚠
>
> ¡¡¡Los daños que te genera el sol hoy pueden aparecer en tu piel hasta cinco años después en forma de cáncer!!! Por eso, una vez que sufrimos una quemadura solar, es muy importante ir al dermatólogo una vez al año para hacer un chequeo general de lunares y manchas.

VITAMINA D Y SOL

Una de las controversias más grandes en el mundo del cuidado de la piel gira en torno a la vitamina D y el uso del protector solar. Es una pelea en curso, por lo que se pueden encontrar posturas contrarias.

Lo primero que tenemos que saber es que el sol es la fuente natural primaria de vitamina D, porque ayuda a que nuestro cuerpo la sintetice. La deficiencia de vitamina D trae muchos problemas de salud; entre ellos, debilidad muscular y ósea.

Existen dos posturas en torno a la vitamina D y al protector solar. Por un lado, muchos de los especialistas consideran que no podemos exponer nuestra piel al sol sin protector solar porque nos puede dar cáncer y la vitamina D se sintetiza igual con el uso de protector solar[7]. Por otro lado, la otra mitad de la comunidad científica sostiene que el uso de protector solar cancela la producción de vitamina D por parte de nuestro cuerpo[8].

La realidad es que ningún protector solar nos ofrece 100 % de protección contra los rayos UV, porque si así fuera estaríamos hablando de un *bloqueador solar* y hasta el momento los bloqueadores solares no existen, solo se fabrican los protectores solares.

Por otro lado, podemos tomar sol sin protector solar unos minutos al día para que nuestro cuerpo sintetice vitamina D, pero no necesariamente tenemos que hacerlo sin protección en todo nuestro cuerpo.

---

[7] *Journal of Photochemistry and Photobiology*, Diciembre 2007, pp. 139–147.
[8] *Photochemistry and Photobiology*, Marzo–Abril 2007, pp. 459–463; *American Journal of Clinical Nutrition*, Diciembre 2004, pp. S1678–1688S.

Tengamos en cuenta que, como ya expliqué antes, los rayos UV atraviesan la ropa, por lo que podemos proteger las partes expuestas (cara, brazos, cuellos) y, a través de la ropa, exponernos unos minutos para que nuestro cuerpo sintetice una dosis diaria de vitamina D.

Es importante que consultes con tu médico para saber si tienes o no deficiencia de vitamina D y, si fuera así, debe indicarte por cuánto tiempo y de qué manera te recomienda realizar la exposición al sol para sintetizarla. No se trata de una regla general y varía según factores externos, como puede ser el lugar geográfico en el que vivas. Hay lugares en el mundo donde el índice UV está siempre en 1 o 0, por lo cual es necesario un suplemento oral de vitamina D.

MITOS Y VERDADES SOBRE LA PROTECCIÓN SOLAR

1. MITO: EL PROTECTOR SOLAR CAUSA CÁNCER PORQUE AL UTILIZARLO NUESTRA PIEL ABSORBE SUS QUÍMICOS.

REALIDAD: HAY OTRAS ALTERNATIVAS. Si bien no hay evidencia médica que avale esto, también existen protectores solares minerales hechos a base de óxido de zinc y dióxido de titanio, que no se absorben, sino que esos componentes forman una película en la piel y nos protegen mediante esa capa externa. Por lo tanto, si alguien tiene ese miedo puede utilizar un protector mineral, pero lo importante es siempre estar protegido del sol.

2. MITO: LOS RAYOS DE LAS CAMAS SOLARES NO CAUSAN CÁNCER.

REALIDAD: **EL USO DE CAMAS SOLARES AUMENTA LA PROBABILIDAD DE TENER CÁNCER DE PIEL.** Durante los últimos años han salido a la luz nuevos estudios que explican que, ante la exposición a la radiación ultravioleta, las probabilidades de contraer cáncer aumentan, como mínimo, en un 50%. Tengamos en cuenta que al utilizarlas nos exponemos a los mismos rayos solares pero creados de manera artificial, que funcionan irradiando todo tu cuerpo a una distancia muy corta y de manera más intensa. Con solo una sesión de cama solar, el riesgo de contraer cáncer de piel sube un 20% para melanoma, 67% para cáncer de células escamosas y 29% para cáncer basocelular[9].

3. MITO: TENGO LA PIEL OSCURA, ASÍ QUE NO NECESITO USAR PROTECTOR SOLAR.

REALIDAD: **TODAS LAS PIELES SON SUSCEPTIBLES AL DAÑO SOLAR.** En las pieles más morenas es más difícil

---

[9] Fuente: *American Academy of Dermatology Association.*

percibirlo, porque cuando los rayos UV la penetran, la piel responde con pigmento (o sea, se pone más oscura), por lo cual a veces no se ve tanto el daño; pero igualmente está presente.

4. MITO: SI USO PROTECTOR SOLAR A PRUEBA DE AGUA, NO NECESITO REPONERLO SI SUDO O SI ME METO EN EL MAR O EN LA PISCINA.

REALIDAD: NO EXISTE NINGÚN PROTECTOR SOLAR QUE SEA A PRUEBA DE AGUA (SI FUESE ASÍ NO TENDRÍAMOS FORMA DE SACÁRNOSLO POR LA NOCHE). Sí existen protectores resistentes al agua, pero que necesitan que los reapliquemos sí o sí porque todo movimiento mecánico sobre nuestra piel (agua que nos salpica, el roce de nuestras manos) produce que se elimine el protector solar.

5. MITO: COMO USO PROTECTOR FACTOR 50, NO NECESITO REPONERLO TAN SEGUIDO.

REALIDAD: NO IMPORTA QUÉ FACTOR USES, SU PROTECCIÓN DURA APROXIMADAMENTE DOS HORAS. El factor es un indicador de cuánta protección te brinda, pero no de la duración. Por eso, lo más importante es reaplicar el protector cada dos horas, o una hora si estás en contacto con el agua.

6. MITO: SI ESTÁ NUBLADO O HACE FRÍO, NO NECESITO USAR PROTECTOR SOLAR.

REALIDAD: LAS NUBES SON VAPOR DE AGUA, POR LO CUAL NO OFRECEN NINGUNA PROTECCIÓN DE LOS RAYOS UV. De hecho, las nubes pueden causar un «efecto lupa» y subir el índice UV y que los rayos sean aún más perjudiciales. Lo mismo ocurre cuando visitamos lugares con nieve, arena o mar contra los que los rayos rebotan; entonces, con más razón hay que aplicar protector solar.

7. MITO: MI PROTECTOR SOLAR ME PROTEGE AÚN DESPUÉS DE PASADA SU FECHA DE CADUCIDAD.

REALIDAD: LOS FILTROS SOLARES VENCEN Y DEJAN DE PROTEGERNOS. Aunque a simple vista el producto no parezca caducado ni «cortado», las fechas nos indican hasta cuándo se puede usar. Es muy importante no utilizar productos caducados en general, pero con mayor énfasis cuando se trata de protectores solares.

8. MITO: SI USO BASE O CREMA CON PROTECCIÓN SOLAR, NO NECESITO USAR PROTECTOR TAMBIÉN.

REALIDAD: SE NECESITA APLICAR SIETE VECES MÁS LA CANTIDAD USUAL DE BASE LÍQUIDA PARA PODER

OBTENER LA PROTECCIÓN ADECUADA. En cuanto a base en forma de polvo, el número se duplica: catorce veces más. Por eso se recomienda siempre utilizar un protector solar aparte del maquillaje; aunque la base ayudará en la protección, es importante acompañarla de un protector solar. Además, tengamos en cuenta que, al aplicar maquillaje, dejamos de lado algunas zonas, como las orejas o el cuello, que aún si la base protegiese, estaríamos dejando descubiertas. Si nos resulta demasiado pesada la combinación de protector solar y base, podemos optar por protectores solares con color.

CONSEJO DE ESPECIALISTA

Dra. Verónica Tosi, dermatóloga (@draveronicatosi)

Durante décadas, estar bronceado fue sinónimo de belleza. Hoy sabemos a través de numerosos estudios científicos que el sol genera graves daños en nuestra piel. Entre ellos, que envejezca a edades más tempranas, que se manche y que puedan aparecer múltiples cánceres.

El cáncer de piel ha ido aumentando su incidencia con el paso de los años hasta convertirse en el cáncer más frecuente en la actualidad (uno de cada tres cánceres es de piel). Cada año se diagnostican tres millones de diversos cánceres de piel en el mundo, y más de 130.000 casos de melanoma. Cada nueve minutos alguien muere por cáncer de piel. Utilizar protector solar todo el año es el mejor aliado para prevenir todo esto. Además, su uso adecuado y desde edades tempranas es el mejor producto *antiage* que existe.

En la actualidad, existen diferentes tipos de protectores solares para todas las edades, necesidades de la piel y gustos de las personas que los usan. Es muy importante conocer qué tipo de protector solar tengo para usarlo adecuadamente. Por ejemplo, algo a tener en cuenta es que los protectores solares químicos requieren de 30 minutos para empezar a actuar mientras que los físicos lo hacen desde el momento de su aplicación. Además es superimportante la fotoeducación y saber que ningún protector solar te protege el 100 % de los rayos UV. Por lo tanto, no debemos exponer a los rayos directos del sol a los niños menores de dos años (las quemaduras solares a edades tempranas de la vida son la principal causa de cáncer de piel en la adultez), evitar estar expuestos de 10.00 a 16.00 h y utilizar medios físicos para cuidarnos del sol: preferir la sombra, usar ropa con filtros UV, gafas de sol y sombreros de ala ancha. Antes de salir al sol, observa el tamaño de tu sombra: si supera tu altura, estás en un horario apto para poder disfrutar del aire libre.

Te aseguro que, cuando adquieras el hábito de usar protector solar, notarás una piel más saludable, hidratada y con mejores resultados a los tratamientos para enfermedades como el acné, la rosácea y el melasma.

Nunca es tarde para empezar a cuidarse.

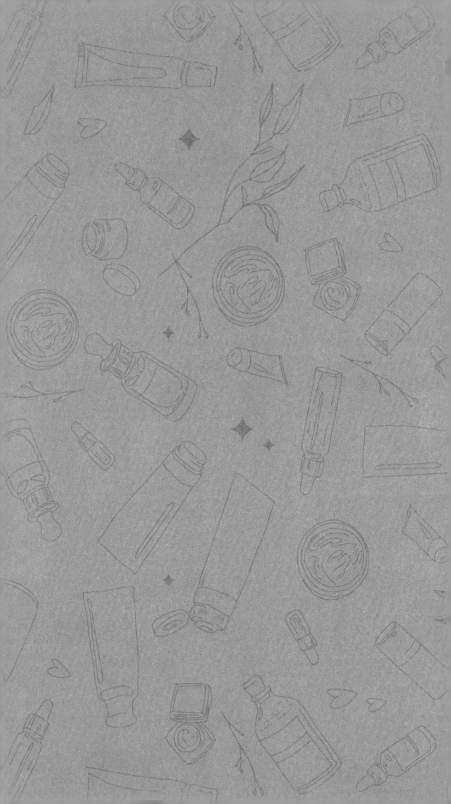

Capítulo 5

◆

CUIDADO
de la
PIEL EN
HOMBRES

La piel de los hombres y de las mujeres varía en muy pocas cosas, pero, antes de adentrarnos en esas diferencias, lo más importante es que tengamos en claro que **los hombres pueden usar los mismos productos que las mujeres.**

CARACTERÍSTICAS, PARTICULARIDADES Y RUTINA

Veamos algunas de las particularidades de la piel de los hombres:

* Es aproximadamente un 25 % más gruesa que la de las mujeres.
* Produce más colágeno y más elastina.
* Tiene folículos de pelo más grandes y en más cantidad.
* Produce más sebo.
* Tiene un pH un poco más bajo que el de las mujeres.

La suma de piel más gruesa y pH más bajo hace que su piel sea menos sensible y que, por lo tanto, tenga mejor tolerancia a algunos productos.

Por otro lado, como producen más sebo tienen más tendencia a tener piel grasa, a que se noten más los poros y a desarrollar acné.

La rutina básica (limpieza, hidratación y protección) que hemos visto hasta ahora es válida para todos. No hay mayores diferencias en los pasos, pero, considerando las particularidades de su piel, pueden utilizar productos con niacinamida, que regula el sebo e ilumina la piel. Este ingrediente puede encontrarse en todo tipo de productos (sérums, cremas, protectores solares) y es el mejor aliado para quienes tienen poros grandes y/o granitos.

Un dato importante es que hay que evitar lavarse la cara con barras de jabón. Las barras de jabón pueden secar la piel y causar inflamación e irritación, por lo tanto es esencial usar un gel de limpieza. Ojo con ir directo a los limpiadores rotulados «para piel grasa/mixta»; esos son más que nada para usar dos o tres veces a la semana y la limpieza debe realizarse a diario. Igual que en la rutina femenina, lo mejor es un limpiador suave y evitar el alcohol en sus productos, en especial si se afeitan a menudo.

En cuanto a la hidratación, los hombres pueden usar crema hidratante por la noche; durante el día es suficiente solo con aplicarse el protector solar.

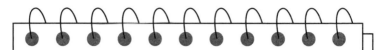

TIPS PARA AFEITARSE

Estos son algunos consejos para evitar la irritación por el afeitado y para que la piel quede más suave:

➳ El mejor momento para afeitarse es justo después de ducharse o de lavarse la cara, porque el pelo facial está más suave.

➳ No usar agua caliente. Muchos asegurarán que el agua caliente les afloja todo pero la realidad es que a esa temperatura el agua puede producir irritación. Lo ideal es afeitarse con el agua a temperatura ambiente.

➳ Usar espuma para afeitar.

➳ Que la hoja esté afilada y limpiarla regularmente.

➳ Afeitar a pequeños tramos y en la dirección del crecimiento del pelo.

➳ Enjuagar la hoja a medida que te vas afeitando (no dejes que se acumulen los pelos y la espuma).

➳ Al terminar de afeitarte, usa un producto que prevenga la irritación y que calme la piel, por ejemplo, una crema sin alcohol y sin fragancias.

RUTINA DE BARBA

El cuidado de la barba es algo que no se les suele inculcar a los hombres desde chicos, quizás algunos incluso se afeiten solo porque no tienen ganas de cuidarla, no saben cómo hacerlo ni qué productos utilizar, así que aquí te dejo algunas recomendaciones para tener una barba limpita y prolija.

PRIMERO LO PRIMERO ELEMENTOS CLAVE

* Peine. Si puedes conseguir uno de madera, mejor, porque ayuda a evitar el *frizz* = encrespamiento. Si no, el de plástico también sirve.
* Tijeras pequeñas y delicadas.
* Afeitadora con distintos cabezales para poder regular y cortar exactamente lo que quieras y como quieras.

Ahora veamos los pasos y los productos a utilizar:

1. La barba acumula mucha suciedad, por eso es crucial tener una buena higiene. Para eso, en la ducha, lava la barba y la piel de debajo con algún jabón para barba. Es importante que sea un jabón específico, ya que estos productos están ideados para su uso en piel y vello, y tienen una doble función: mantienen la barba hidratada y controlan el *frizz*. Hoy en día se consiguen de muchísimas marcas.

2. Después del baño, peina tu barba y aplica aceite o bálsamo específicamente para barbas. Este paso ayuda con la hidratación del pelo y de la piel de debajo. ¿Cómo se aplica? Aplica un poco del producto que hayas elegido en tu mano, y repártelo por la piel masajeando desde abajo hacia arriba (no te centres en el vello de la barba, sino en la piel).

¿CÓMO ELEGIR ENTRE ACEITE O BÁLSAMO?

¡Se pueden usar ambos productos! Primero el aceite y después el bálsamo (lávate las manos entre producto y producto). Ambos sirven para hidratar. La principal diferencia es que el bálsamo tiene una textura más sólida (porque tiene una base compuesta por manteca de cacao o de karité, o cera de abeja o sintética), por lo que su absorción tarda más tiempo y eso hace que hidrate y nutra la piel y la barba por más tiempo. Además de hidratar, el bálsamo añade textura a la barba. Si tu barba es un poco descontrolada, te recomiendo que uses el bálsamo que te ayudará a darle una estructura más sólida y tupida.

En cuanto a la protección solar, toma en consideración que, como no se puede aplicar protector solar sobre la barba, cuando hay un índice UV muy alto es necesario que evites la exposición.

#DADATAZO

Mantener la piel hidratada y tener un buen cuidado hacen que crezcan más cantidad de pelos, más fuertes y además evita la caspa. Si tienes dudas, puedes consultar con un barbero para que te oriente (además, siempre venden productos).

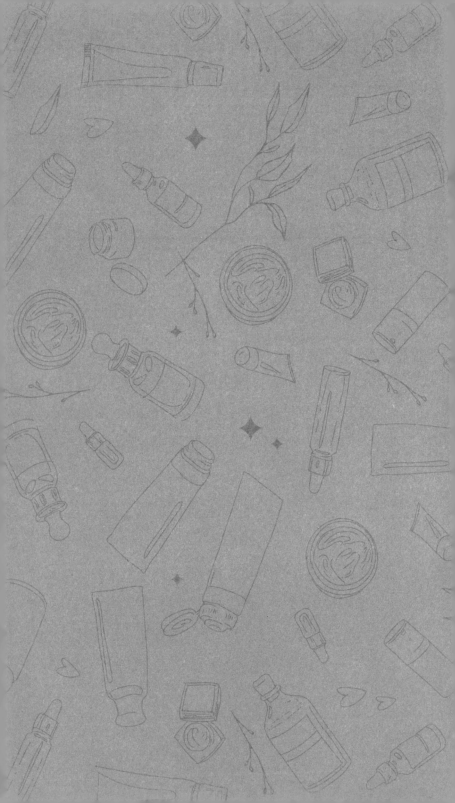

Capítulo 6

— ◇ —

CUIDADO CORPORAL

La mayoría de las personas tenemos la costumbre de cuidarnos mucho la cara, incluso montamos rutinas que incluyen hasta siete u ocho pasos, pero no nos ocupamos de la misma manera del cuello para abajo. No hay una razón exacta para ello, pero existe la creencia colectiva de que la piel corporal no necesita el mismo cuidado, que es más resistente y que tolera mejor los daños del sol. Bueno, esto es incorrecto. **Debemos cuidar la piel de nuestro cuerpo de la misma manera que la de nuestro rostro.**

Esto no significa que necesariamente nos hagan falta miles de productos. La mayoría de los cosméticos funcionan tanto para la cara como para el cuerpo. Así que ¡no hay excusas! Si tienes guardada esa crema que te irritaba la rosácea, te puede servir para los talones o para los codos. Y ese exfoliante que te resultó fuerte para el rostro te puede servir en la espalda, por ejemplo.

No olvidemos que no importa si es la piel de la cara o la del cuerpo, si no la protegemos del sol y si no la cuidamos, notaremos signos de envejecimiento, manchas y una textura que no queremos. Más importante aún: exponer la piel del cuerpo de manera prolongada y sin protección también puede causar cáncer.

RUTINA: BAÑO, EXFOLIACIÓN E HIDRATACIÓN

Primero lo primero: la rutina corporal conlleva los mismos pasos que la rutina facial. Todos sabemos bañarnos, pero ¿lo hacemos bien? Quizás te sorprendas así que... allá vamos.

PRIMER PASO: BAÑO Y LIMPIEZA

Seguro crees que este paso lo tienes clarísimo, pero algunas cosas pueden llegar a asombrarte. Por ejemplo, ¿sabías que el uso de barras de jabón en el cuerpo, al igual que en el rostro, puede resecarte? Esto se debe a que el pH de los jabones no es adecuado para la piel. Entonces, lo ideal es comprar productos formulados específicamente para el cuerpo, como pueden ser los geles de limpieza o los aceites en gel, que quitan los residuos del protector solar y la suciedad sin irritar y sin resecar la piel.

Otra gran ventaja de estos productos es que, si bien pueden parecer caros, duran muchísimo, así que es una inversión a medio plazo. ¡Ojo! Esto no significa que tengamos que gastar una fortuna en un gel de limpieza corporal. Hay marcas económicas MUY buenas con los mismos ingredientes que las marcas más lujosas.

Por otro lado, diversos estudios han comprobado que el lavado excesivo de nuestro cuerpo y el uso del jabón causan sequedad en la piel. ¿Cómo podemos evitar esto? En primer lugar, debemos evitar el agua muy caliente. Y en segundo lugar, si bien es necesario bañarse con frecuencia, no es necesario aplicar gel o jabón en todas las partes del cuerpo cada vez que nos bañamos. Obviamente, si tuvimos un día de mucha actividad o de una actividad que nos ensució muchísimo, ahí sí aplicaremos nuestro producto en todo el cuerpo. Pero un día en el que no has salido de casa y, por ejemplo, no te has aplicado protector solar en algunas áreas del cuerpo, puedes lavar esas partes simplemente con el residuo que cae del champú. ¿En qué áreas sí tienes que hacer una limpieza completa? Axilas, entrepierna, áreas con exceso de sebo, o dedos, por ejemplo.

SEGUNDO PASO: EXFOLIACIÓN

Así como tenemos una capa de células muertas en el rostro, también la tenemos en el cuerpo. Por lo tanto, también debemos exfoliar nuestro cuerpo. ¿Para qué?

* Evita que se bloqueen los folículos pilosos.
* Ayuda a que se absorba mejor la crema hidratante que apliques después.

* Permite que nuevas células más saludables salgan a la superficie.
* Reduce el acné y los puntos negros.
* Permite la hidratación natural de la piel.
* Atenúa las hiperpigmentaciones.

Por suerte, tenemos muchas alternativas para la exfoliación y algunas son muy económicas. Si quieres optar por lo más básico y más simple, puedes usar simplemente una toalla húmeda; si no, puedes usar una esponja vegetal, un cepillo o un exfoliante cosmético (que al igual que los faciales se dividen en dos grandes grupos: químicos y físicos). Si eliges utilizar una esponja vegetal, no olvides reemplazarla cada quince días, porque suelen acumular bacterias. Además, ojo con ejercer mucha fuerza porque puedes cortar y lastimar la piel. Para mí una gran opción es la toalla húmeda y ¡listo!

La frecuencia de la exfoliación es particular para cada persona; por lo general, el promedio es una vez a la semana.

> **¿SABÍAS QUE** hay zonas del cuerpo que a veces pueden oscurecerse? Por ejemplo axilas, entrepierna, rodillas y codos.

Esto no suele ser nada serio pero sí puede causar incomodidad en las personas desde un aspecto estético. Es una condición de la piel llamada *Acantosis Nigricans* (AN).

Cualquiera puede desarrollar AN pero hay varios factores de riesgo: puede ser hereditario, por síndromes hormonales, cáncer, medicaciones anticonceptivas, toma de insulina o corticoides, y también se la asocia con diabetes tipo II (los niveles altos de insulina pueden provocar a hiperpigmentaciones). Para atenuar este tipo de hiperpigmentación, es importante exfoliar regularmente con AHAS.

PASO TRES: HIDRATACIÓN

Antes de ponernos crema hidratante debemos secarnos a golpecitos. Evita secarte con fuerza porque eso crea fricción (recordemos y repitamos: exfoliación mecánica) y, si ya te has exfoliado antes, te puedes lastimar.

DIGAMOS SÍ AL BAÑO DE INMERSIÓN

Si tienes bañera, ¡aprovéchala! Parte del cuidado de la piel es el cuidado de uno mismo. Un baño de inmersión es un gran momento para cerrar la puerta, encender unas velas, coger un libro y ¡relajarse!

En este tipo de baños podemos usar aceites, sales, hidratantes y burbujas. Si tienes la piel seca, puedes incorporar algunas gotitas de aceite que no sea esencial, como el de almendra, girasol o jojoba, por ejemplo.

Para poder hacer el baño de la manera más óptima posible:

* Como expliqué antes, por más que sea tentador por su fragancia, intenta no usar aceites esenciales, porque pueden irritar y causar reacciones alérgicas.
* No uses el agua muy caliente.
* No extiendas el baño mucho tiempo para evitar resecar la piel.
* No te excedas con la cantidad de burbujas.

Si quieres, puedes aprovechar y exfoliarte o rasurar ahí mismo dentro del agua, porque la piel ya estará preparada para este paso.

CÓMO AFEITARTE LAS PIERNAS Y NO MORIR EN EL INTENTO

No hay una verdad absoluta sobre cómo afeitarse, y seguir la técnica más popular tampoco nos garantiza terminar el proceso con las piernas perfectas, pero aquí te dejo los tips que fui recolectando tras una investigación profunda sobre cómo rasurar de la manera más óptima.

1. Prepara la piel antes de rasurar. Tenemos que asegurarnos de que nuestras piernas lleven un tiempo húmedas antes de comenzar el afeitado. Lo ideal es rasurar durante el baño. Si te rasuras la piel en seco o apenas húmeda, seguro que te quedará irritada.

2. Usa una máquina afilada y que sea relativamente nueva. Si te afeitas todos los días, tienes que reemplazar la maquinilla cada dos semanas. La idea es que encuentres el modelo que mejor te sirva a ti. En mi caso, yo compro las de hombres porque no solo son más económicas, sino que tienen más hojas, así que son más potentes (a mí me gusta que tengan tres o cuatro hojas). Además, convienen porque están pensadas para la barba, que es una de las partes más sensibles del cuerpo.

3. No es necesario usar crema de afeitar antes de rasurarte. Si quieres hacerlo, te puedes comprar una crema para hombre o para mujer; son exactamente iguales. También puedes aplicar jabón, aceite de ducha o incluso acondicionador, que, como suaviza el vello, es óptimo para este paso.

4. La primera pasada hazla en el sentido del crecimiento del pelo (de arriba hacia abajo) y las siguientes en el sentido contrario (de abajo hacia arriba).

5. No olvides que el rasurado actúa como una exfoliación.

6. Al terminar, sécate bien e hidrata con productos sin alcohol.

Incluso aunque sigas todos estos pasos y consejos, pueden quedar algunos de estos daños colaterales del afeitado:

* Cortaduras.
* Puntos rojos.
* Inflamación.
* Pelitos enquistados. Esto ocurre porque los folículos pilosos están unidos a las glándulas de sebo y estas están unidas a su vez a terminaciones nerviosas. Al afeitarte puedes irritar el folículo y la glándula, lo que puede causar irritación del área y que los folículos pilosos crezcan en sentido contrario al que deberían y a su vez luego se pueden irritar. Esto es muy frecuente en el área del bikini.

Y ahora que ya te has exfoliado, hidratado, rasurado y te sientes radiante... ¿qué sucede si quieres un poquito de color en la piel? Ya hemos hablado de protección solar, filtros y riesgos. ¿Qué nos queda?

¡HABLEMOS DE LOS AUTOBRONCEADORES!

Son productos hechos a base del activo dihidroxiacetona, que, al unirse con los aminoácidos de la epidermis, logra oscurecer la capa superior de la piel. Esto no tiene relación con el bronceado del sol y la melanina, y ningún autobronceador te protege contra los daños de la luz solar.

En su gran mayoría se pueden utilizar tanto en el rostro como en el cuerpo, pero hay algunos que tienen una mejor fórmula porque fueron creados solo para el rostro. Para el bronceado en la cara, recomiendo realizar la doble limpieza antes de aplicarlo, y, si prefieres, también puedes exfoliar la piel. Luego aplica el autobronceador, espera unos minutos y ¡a dormir! Mientras desees mantener el color en el rostro, mantén la rutina de limpieza y autobronceador durante la noche. Durante el día puedes seguir con la misma rutina de siempre.

Por otro lado, para la aplicación en el cuerpo lo ideal es exfoliar la piel en la ducha y rasurar (si es necesario y si quieres). Luego hay que secar bien la piel y, como paso opcional, se puede aplicar una crema hidratante. Muchos autobronceadores ya son hidratantes y no recomiendan una hidratación previa, pero eso depende de la marca. Por último, aplica el autobronceador por todo el cuerpo e, inmediatamente después, lávate las manos. Antes de vestirte, espera al menos 10 minutos.

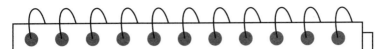

TIPS PARA BRONCEARTE Y NO DESESPERARTE

➤➤ Existen autobronceadores instantáneos o progresivos. Normalmente tardan un mínimo de una hora para que el color vaya apareciendo, pero puede llegar a tardar hasta veinticuatro horas, así que no te apresures si ves que no toma color al instante.

➤➤ En zonas de articulaciones (codos, rodillas) esparce bien el producto de manera uniforme, porque se suele acumular y puede quedar más pigmentado. Para prevenir esto, puedes hidratar previamente.

➤➤ ¡Lávate las manos rápido! Yo soy un flash y en dos minutos me cubro todo el cuerpo, pero si recién comienzas en esto y tardas mucho por zona, lávate las manos cada vez que terminas un área, porque si no, te quedarán las manos muy pigmentadas en relación al resto del cuerpo.

➤➤ Cada vez que te bañes o rasures, se te quitará un poco el color porque el autobronceador se aplica en la capa superior de la piel.

➤➤ Después de aplicar el autobronceador ten en cuenta que hay que esperar un mínimo de seis horas antes de poder bañarte, para asegurarnos de que el producto se haya absorbido bien.

➤➤ Estos productos huelen horrible porque la dihidroxiacetona se obtiene de plantas como la remolacha o la caña de azúcar. Aunque los laboratorios van mejorando cada vez más la experiencia del usuario en lo que corresponde a textura y aroma, la gran mayoría mantienen ese olor característico.

CUIDADO DE MANOS Y UÑAS

La pandemia evidenció todo a lo que sometemos a nuestras manos: las lavamos con mucha frecuencia, lavamos los platos, nos ponemos alcohol en gel, usamos guantes, entre otras cosas. Por eso es completamente normal que experimentemos piel seca y agrietada. **Nuestra piel tiene aceites naturales y el uso excesivo de productos a base de alcohol o jabones puede secarla y deshidratarla.**

Para contrarrestar esto, la clave es la hidratación. Tenemos que usar una buena crema que no sea solo oclusiva (es decir, que no solo selle la hidratación natural de la piel), sino que sea reparadora. Entonces, lo que buscamos en una crema es que humecte, que tenga ingredientes que permitan que la hidratación no se evapore, sino que se restaure, y que no tenga muchos irritantes.

La base de la gran, gran mayoría de cremas de manos es la siguiente:

* Agua.
* Glicerina (hidratante).
* Oclusivos (estos pueden ser siliconas, parafina, sulfatos, parabenos, etcétera).
* Mantecas o aceites. En este caso, cuidado con los aceites que están solo por su fragancia, porque, si tenemos heridas abiertas, pueden arder. Lo que buscamos son aceites nutritivos.

Otro ingrediente buenísimo es la urea, que ayuda a restaurar la piel seca y áspera.

Por supuesto, no nos olvidemos de que nuestras manos también necesitan protector solar. Esta es una de las primeras partes del cuerpo en mostrar signos de envejecimiento, como arrugas y manchas.

Y, ya que estamos hablando del cuidado corporal, no quiero dejar de mencionar ciertas características que, en mayor o menor medida, todos tenemos o hemos visto y es importante informarse al respecto.

QUERATOSIS PILARIS

Este es el nombre técnico de una afección de la piel a nivel corporal que es muy frecuente. Se ven como unos pequeños puntitos que aparecen en cualquier parte del cuerpo (hombros, brazos, nalgas, muslos). Ocurre cuando se tapan los poros, pero es inofensiva y no evoluciona ni a granitos ni a puntos negros. Estéticamente es un poco molesto y sí se pueden inflamar si los tocas mucho; también se puede irritar el área.

Para evitar la queratosis pilaris:

* Hay que tener una muy buena rutina de ducha en la que nos limpiamos, nos exfoliamos y nos hidratamos. Esto ayuda mucho a que mejore el aspecto de las áreas afectadas.

* En estos casos, se recomienda una exfoliación química. Para ello puedes comprar un gel de limpieza con ácido salicílico (no importa si es para el rostro) y aplicarlo sobre las áreas afectadas.

* No aplicar protector solar sobre los sectores con esta afección. ¡Ojo! Esto es si no saldrás de casa, si tienes que salir, por favor, aplica el protector solar igual.

* No hidratar de más.

ESTRÍAS

Una estría es el tipo de cicatriz que ocurre cuando nuestra piel se estira o se encoge rápidamente. Esto hace que las fibras de colágeno y la elastina se rompan; entonces la piel intenta curarse y, al hacerlo, aparece una cicatriz con forma de estría.

No todas las personas tienen estrías pero es algo muy frecuente y que está vinculado también con tus antecedentes genéticos.

Este proceso, por ejemplo, se da cuando tienes un crecimiento rápido. Esto es frecuente durante la pubertad y las estrías se localizan en las zonas de las articulaciones. También pueden aparecer durante el embarazo, al subir o bajar mucho de peso o como consecuencia del entrenamiento con pesas, porque también se produce un crecimiento muscular que estira la piel de golpe.

Las personas más propensas a tener estrías son las mujeres, también las personas que usan corticoesteroides tópicos o por vía oral, quienes se realizan una operación de aumento de mamas y quienes padecen de los desórdenes llamados síndrome de Cushing y síndrome de Marfan.

El síndrome de Cushing se produce cuando una persona tiene niveles elevados de cortisol, esto puede darse por el consumo de corticoesteroides o simplemente porque el cuerpo produce por sí solo una cantidad elevada de esta hormona.

Por otro lado, el síndrome de Marfan es un desorden genético y hereditario que afecta al tejido conjuntivo (es decir, el tejido que protege y sostiene otros tejidos y órganos de nuestro cuerpo). Las personas que padecen este desorden, en general, son muy altas y delgadas, con extremidades largas.

Las estrías tienen dos etapas que se diferencian por la antigüedad de la cicatriz y que hacen que varíen en aspecto:

1. *STRIAE RUBRA*: al principio son rojas, rosas, violetas, marrones o marrones oscuras dependiendo del fototipo de cada persona. En ese momento se perciben como una elevación en la piel y pueden llegar a generar picazón.

2. *STRIAE ALBA*: eventualmente el color rojizo desaparece y las estrías se perciben como una banda de color más claro que el de la piel. Además, no solo pierden la elevación, sino que se hunden.

Aunque en el momento de la formación se puede decir que serán casi permanentes, se puede mejorar el aspecto de las estrías con tratamientos y el momento ideal para hacerlo es en cuanto aparecen.

Hasta ahora, no hay ninguna crema ni fórmula que pueda afirmar que elimina las estrías. Hay estudios que sugieren que las cremas con centella asiática pueden mejorar el aspecto de las estrías rojas pero no son definitivos. Algunos tratamientos que podemos realizar desde nuestras casas y que sí pueden mejorar la apariencia son, por un lado, aplicar isotretinoína sobre la herida, ya que, si las estrías están en su primera etapa, puede llegar a hacerlas menos evidentes, menos rojas. Recuerda que la isotretinoína se vende bajo receta, por lo cual debes acudir rápido a un profesional para que las evalúe y te indique este tratamiento. Por otro lado, el ácido hialurónico también suele servir para reducir la apariencia de las estrías. Este es de venta libre y lo podéis conseguir en formato de crema, por ejemplo.

En cuanto a los tratamientos más complejos para las estrías, que son llevados a cabo por dermatólogos o médicos de estética, suelen ser *peeling*, luz pulsada, terapia por láser, microdermoabrasión, radiofrecuencia y ultrasonido. A veces se combinan dos o más de estos tratamientos.

Es muy importante que visites a tu médico y veas cuál es el tratamiento adecuado para ti según tu edad, tu fototipo y el tiempo que hace que tienes las estrías.

Aunque no se tienen certezas sobre la manera de prevenir la aparición de estrías, se recomienda aplicar crema hidratante todos los días y, en lo posible, que contenga ácido hialurónico.

Ahora, teniendo toda esta información en mente, recordemos que las estrías no son una afección, no tienen ningún efecto dañino sobre nuestro cuerpo y podemos vivir con ellas sin ningún tipo de problema. Simplemente son un tipo de cicatriz más.

CELULITIS

La celulitis es un desorden endocrinometabólico muy frecuente en las mujeres, aunque también puede aparecer en los hombres. Su nombre científico es *paniculopatia edemato fibro-esclerótica*, pero mejor quedémonos con celulitis, ¿no?

El 85 % de las mujeres mayores de 18 años tienen celulitis, sin importar su fototipo de piel ni su lugar de residencia, pero las que más lo sufren son las caucásicas y las asiáticas. En las mujeres, la zona en la que aparece la celulitis con mayor frecuencia es en los muslos y caderas. Por otra parte, aproximadamente solo el 5 % de los hombres tiene celulitis y suele localizarse en la zona del abdomen.

Existen tres teorías en cuanto a la aparición de la celulitis:

* Por una predeterminación genética de la estructura de la piel que nos predispone a que se formen estos bolsillos de grasa. Por eso es tanta la diferencia entre el porcentaje de mujeres que tienen celulitis y el porcentaje de hombres.
* Las capas de tejido conectivo en nuestros muslos son muy finas y débiles, con lo que es difícil mantener una apariencia suave y unificada.
* Cambios vasculares o condiciones inflamatorias que ya tengamos en nuestra piel.

En el 2009 se publicó una escala de gravedad y se divide en tres grados.

* GRADO 1 (LEVE): apariencia de «piel de naranja» con un par de depresiones o «baches».
* GRADO 2 (MODERADO): hay entre cinco y nueve depresiones más profundas y flacidez evidente.
* GRADO 3 (SEVERO): hay más de diez depresiones a nivel más profundo y flacidez moderada que las acompañan.

Aunque es muy difícil controlarla, para reducir la aparición de celulitis podemos tomar mucha agua, pero pon atención por si estás reteniendo líquidos, mantenernos en un peso adecuado para nuestra estructura corporal y ejercitar de manera que los músculos se vean más suaves y firmes, y que la grasa se vuelva menos notoria.

En cuanto a los productos de venta libre que se ofrecen en el mercado para reducir la celulitis, la realidad es que no está comprobado que sean eficaces. Ninguno. Y en esto incluyo cremas, films, rodillos, masajeadores, suplementos y vitaminas, entre otros. Un tratamiento posible es el uso de lociones con cafeína, porque hace que se produzca vasodilatación, se deshidraten las células y se reduzca la aparición de la celulitis. Pero, para que esto funcione, hay que ser metódicos y aplicarla todos los días. Algunos productos con retinol también pueden llegar a tener efecto en la apariencia de la celulitis ya que, como hemos visto, el retinol es un renovador celular que ayuda a que la piel se haga más gruesa, con lo que puede colaborar en reducir la visibilidad de la celulitis. Este también es un tratamiento largo y que requiere constancia.

Si hablamos de tratamientos estéticos llevados a cabo por profesionales, hay varios que pueden ayudarnos (aunque siempre dependerá de cada paciente). Estos son: mesoterapia, ultrasonido, láser, radiofrecuencia y endermología.

Al igual que las estrías, es una característica totalmente benigna. Está relacionada con la estructura de nuestra piel y es una forma más en la que aparece la grasa.

TELANGIECTASIA

Las telangiectasias o arañas vasculares son dilataciones de capilares pequeños y de vasos superficiales, que se ven como lesiones de color rojo vibrante o violáceo de entre uno y cuatro milímetros de diámetro y afectan más a las mujeres. Son asintomaticas y solo somos conscientes de ellas cuando las vemos. Pueden desarrollarse en cualquier parte del cuerpo; sin embargo, se ven más fácilmente en la piel de las piernas, las membranas mucosas y en la esclerótica de los ojos.

Entre sus causas podemos incluir: sufrira rosácea, envejecimiento, problemas genéticos, embarazo, exposición al sol, venas varicosas, uso excesivo de cremas esteroides y traumatismos en el área. Para tratarlas tenemos que acudir a un profesional flebólogo, quien puede indicar escleroterapia. Esto consiste en inyectar una solución directamente en la vena. La solución hace que la vena cicatrice y fuerza a la sangre a circular a través de venas más sanas. La vena colapsada es absorbida por el tejido local y con el tiempo desaparece. Sin embargo, puede ser un poco doloroso, por lo que si la persona no puede tolerarlo, se recomienda el tratamiento con láser y luz pulsada.

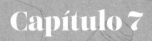

Capítulo 7

PRINCIPIOS ACTIVOS

Cuando hablamos de principios activos nos referimos a ingredientes en un producto que están diseñados específicamente para actuar sobre una necesidad. Para que un principio activo sea tal, debe haber tenido lugar un proceso de investigación y testeo, es decir, debe tener un respaldo científico.

El formato en el que encontramos principios activos con mayor concentración es en los sérums. Algunas cremas no tienen principios activos; sin embargo, eso no las convierte en un producto inútil, sino en una crema básica que cumple una función pero no trata una necesidad en especial.

Existen varias categorías de principios activos que se dividen según la necesidad que tratan. Podemos encontrar principios activos que actúan sobre:

* Acné.
* Hiperpigmentación.
* Psoriasis.
* Eccema.
* Rosácea.
* Piel seca.
* Envejecimiento de la piel.

Siempre es importante tener en cuenta que aunque tengamos la mejor rutina de cuidado de la piel posible, ningún tratamiento tendrá el mismo efecto que un tratamiento estético llevado a cabo por profesionales. Pero sí podemos encargarnos de tener la mejor piel posible al incorporar principios activos en nuestra rutina (por ejemplo, por más que utilicemos toda las cremas *antiage* del mercado, nada será tan efectivo como una dosis de toxina botulínica).

Muchos principios activos son de venta libre y, si necesitas una dosis más fuerte, necesitarás receta médica. Igualmente, recuerda que la piel necesita entrenamiento y tiempo para construir resistencia, por lo cual no es recomendable empezar con un porcentaje muy alto de un principio activo.

Ahora bien, antes de ir a comprar cualquier cosa necesitamos saber qué principio activo es, qué hace y debemos tener en claro por qué lo compraremos y con qué necesidad nos ayudará.

Para ordenar la información de manera clara, haré una clasificación en tres tipos: principios hidratantes, *antiage* y antioxidantes. Los exfoliantes que tratan acné e hiperpigmentación los hemos visto en su capítulo correspondiente. Hay muchísimos principios activos y podría hacer un libro entero de este tema, así que resumiré los que tenemos disponibles en el mercado de manera más accesible.

HIDRATANTES

El ácido hialurónico es una sustancia producida naturalmente por nuestro cuerpo. Se encuentra en la piel, en el tejido conectivo y en los ojos. Su función es retener el agua y mantener los tejidos húmedos. El 50% del ácido hialurónico de nuestro organismo se encuentra en la piel y se encarga de retener la hidratación. A medida que envejecemos y nos exponemos a distintos factores dañinos (como los rayos ultravioletas y el tabaco), comenzamos a producir menos ácido hialurónico, lo que lleva a que nuestra piel esté más seca y empiece a arrugarse. Por lo tanto, podemos incorporar ácido hialurónico de manera tópica y esto hará que la piel funcione mejor porque no estará peleando contra la sequedad. Este principio activo hidrata y mantiene la hidratación, rellena las líneas finas y las arrugas, mejora su apariencia y crea un aspecto de piel rellena (*plumping*).

Tiene muchos usos. En cosmética se utiliza en cremas, sérums, contornos, protectores solares e inyecciones. Se pueden tomar también suplementos de forma oral, pero su forma más pura de venta libre es el sérum, ya que en este formato accedemos al principio activo sin muchos añadidos.

El ácido hialurónico es una molécula pesada (de entre 105 y 107 dalton) y retiene mil veces su peso en agua, por eso es tan hidratante. Al ser una molécula tan grande es más difícil que penetre, por eso hoy en día se la reduce a distintos tamaños. Los diferentes pesos del ácido hialurónico responden, reparan y hidratan distintas capas de la piel. Por lo tanto, a la hora de comprar un sérum de este principio activo es importante considerar que el producto será superior si tiene la molécula en distintos pesos. Es importante recalcar que es apto para todo tipo de pieles. Hasta los veinticinco años podemos utilizar un porcentaje bajo y comenzar a aumentarlo después de esa edad, que es cuando empieza a reducirse la producción natural de ácido hialurónico en nuestro cuerpo. El porcentaje máximo de ácido hialurónico que podemos encontrar en el mercado es 2%. Si bien a mayor porcentaje se nota una mayor eficacia, ya con usar 0,1% se ven buenos resultados.

El pantenol, también llamado provitamina B5, es la forma en alcohol de la vitamina B5 que, cuando la aplicamos sobre la piel, se convierte en la vitamina. Es un hidratante muy efectivo y es ideal para complementar fórmulas hidratantes, muy amigo del ácido hialurónico y de la glicerina. El pantenol atrae la humedad y la retiene, lo que logra que la piel se vea hidratada. Además tiene efectos antiinflamatorios porque desinflama rojeces e irritaciones. Cuando tenemos la piel deshidratada y, por tanto, la barrera de la piel comprometida, el pantenol es nuestro mejor aliado, ya que restaura la barrera e hidrata la piel. Es ideal para pieles con acné porque ayuda con la cicatrización y colabora con una textura más agradable en la piel. También sirve para el pelo y las uñas, por eso a veces vemos champús con este ingrediente.

¿En qué formatos viene el pantenol? Lo encontramos en cremas y sérums. Hay que tener en cuenta que este ingrediente es un complemento, por lo tanto es difícil encontrar un producto enteramente de pantenol. Se utiliza del 0,1 % al 5 %, y es efectivo en todo porcentaje.

La glicerina es un excelente activo y, como plus, ¡es barata! Es un componente natural de la piel que aparece en dos formas: glicerina y glicerol. Además podemos conseguir glicerina derivada de vegetales y animales o puede ser sintética. Su función es higroscópica (hidratante): atrapa la humedad del aire y la mantiene en nuestra piel. También actúa como un escudo contra la irritación, es seborreguladora e hipoalergénica. Así que es compatible con todo tipo de piel y de edad. Además es un ingrediente altamente tolerado, casi no hay casos de alergias o reacciones adversas.

Este principio es un muy buen complemento, por eso lo encontramos en casi todos los productos de *skincare*. Ayuda a que los demás ingredientes penetren mejor en la piel, y colabora para que las fórmulas sean más calmantes y que la barrera de la piel no se irrite. Es clave que incorporemos la glicerina en nuestra rutina no solo porque es muy segura, sino porque también trae muchos beneficios para nuestra piel.

ANTIAGE

El **retinol** es el ingrediente estrella del cuidado de la piel y es el que todos los dermatólogos recomendarán que introduzcas en tu rutina a partir de los treinta años. Como hemos visto en el capítulo de hidratación, el retinol es una forma de vitamina A que promueve la renovación celular y la producción de colágeno en la piel. Se presenta en distintas variantes de esta vitamina, las más comunes en dermocosmética son:

* Ácido retinoico o isotretinoína, es la forma con concentración más alta y se vende únicamente bajo receta médica.
* Retinil palmitato.
* Retinol.
* Retinal.
* Retinil retinoato.

En todas sus formas es un renovador celular. Estimula la producción de colágeno y elastina; hace que la piel se vea más firme, más rellena y trata la hiperpigmentación, la textura y el acné quístico. Es un ingrediente excelente, pero debemos tener en cuenta que tiene muchos efectos adversos cuando lo usamos en sus concentraciones más altas. Para comenzar a utilizar el retinol debemos estar informados y acompañados, y tener muy clara nuestra rutina básica y, además, por qué lo estamos incorporando. Por ejemplo, si tenemos acné, rosácea o piel muy grasa a los veinte años, podemos comenzar a incorporar retinol gradualmente y en dosis bajas.

El retinol solo puede utilizarse sobre piel limpia y seca, y de noche, porque hace que la piel esté temporalmente más fina para que se renueve y, por lo tanto, la hace más frágil y más susceptible al daño del sol (otro punto clave: siempre que usemos retinol, debemos usar protector solar durante el día y reaplicar). No está recomendado su uso si estamos en verano e iremos a la playa o nos expondremos directamente al sol durante todo el día.

Los formatos en los que encontramos el retinol son variados: desde comprimidos para consumo oral, pasando por sérums y cremas, hasta contorno de ojos.

Otros principios activos de los que ya hablamos antes con la exfoliación son los AHAS, como el ácido glicólico, el mandélico y el láctico, que tienen propiedades *antiage* y también se encuentran en forma de sérums y cremas.

ANTIOXIDANTES

La vitamina C es uno de los mejores antioxidantes que existen. Se usa de forma tópica para prevenir el envejecimiento y tratar la hiperpigmentación. La fórmula activa de esta vitamina en su forma más pura se llama ácido L-ascórbico. Existe también en otras formas: *sodium ascorbyl phosphate, magnesium ascorbyl phosphate, sodium ascorbate, calcium ascorbate* y *ascorbyl palmitate*.

Este principio actúa como un escudo contra los radicales libres. De cualquier manera, no reemplaza el uso de protector solar.

Es muy importante saber qué vitamina C comprar y, como siempre, ¡estar atentos! Hay algunas marcas que venden productos asegurando que tienen vitamina C pero en realidad solo tienen extracto de jugo de vitamina C, que no tiene ninguno de los efectos propios de la vitamina C. Ahora sí, veamos las características de cada forma de este principio activo:

★ Ácido L-ascórbico. Es el más efectivo en penetrar la barrera de la piel; es el único tipo de vitamina C que la penetra de forma directa al aplicarlo, ya que es su forma bioactiva. Lo encontramos en los productos de alta gama. Está formulado en un pH bajo (3,5/4), que es ideal para pieles normales. Por lo tanto, si tienes piel sensible, tendrías que buscar una vitamina C formulada con ácido L-ascórbico que tenga un pH más alto (entre 5 y 7); pero si tienes piel sensible o seca, es probable que no toleres muy bien este tipo de vitamina C.

> ### ⚠ IMPORTANTE ⚠
>
> El ácido L-ascórbico expuesto al aire y a la luz se oxida; por eso es importante comprar uno que venga en un frasco opaco u oscuro. Una vez que la vitamina C se oxida, se inactiva y deja de actuar (te puedes dar cuenta porque cambia a un color naranja oscuro, casi marrón); el ácido L-ascórbico convertirá en eritrulosa y eso pigmenta las células muertas y te puede teñir la piel temporalmente, como un autobronceador.

★ *Sodium ascorbyl phosphate*. Es un derivado de la vitamina C, pero sirve para todo tipo de piel y es muy beneficioso. Este tipo de vitamina C hace un proceso de liberación prolongada, es decir, se convierte en ácido L-ascórbico una vez que lo aplicas en la piel, por eso es menos irritante y más útil para personas con piel sensible. Esta forma está mejor estabilizada, por lo que dura más cuando lo expones a la luz, al aire y al agua, y su oxidación es más lenta. De todas maneras, también es conveniente comprarlo en un frasco opaco y conservarlo en la oscuridad.

★ *Magnesium ascorbyl phosphate*. Es una de las formas más estables de vitamina C. Es hidratante, calmante y antiinflamatoria, pero no es tan efectiva para tratar la hiperpigmentación. También es ideal para pieles con acné porque ayuda con las cicatrices.

★ *Sodium ascorbate*. Es una sal mineral que también se convierte en ácido L-ascórbico al aplicarlo sobre la piel, pero, aunque tiene los beneficios de la vitamina C, no es tan potente como sus formas más puras. En este caso, es ideal complementar este principio con otros antioxidantes como la vitamina E, por ejemplo. Todo dependerá de la fórmula del producto que compres.

★ *Calcium ascorbate*. Es otra sal mineral del ácido L-ascórbico que trabaja en la síntesis de colágeno, en curar heridas (por ejemplo las rojeces del acné), promueve que se produzca el colágeno, remueve las apariencias de las líneas finas, elimina la hiperpigmentación e hidrata. Es apta para todo tipo de piel.

* *Ascorbyl palmitate.* Es un derivado de la vitamina C y es la mejor forma para pieles sensibles. Aumenta el colágeno, mitiga la hiperpigmentación y mejora la textura de la piel.

Podemos encontrar todas estas variantes de vitamina C en formato de sérum, crema y contorno de ojos, aunque lo más frecuente son los sérums. A la hora de comprar una vitamina C, como ya anticipé, es importante verificar que venga en un envase opaco y revisar su tiempo de duración.

Algunas pieles no son aptas para usar vitamina C todos los días. Por lo cual es recomendable empezar con un porcentaje bajo para darle tiempo a la piel a adaptarse. Puedes comenzar con una concentración al 10 %; este es el porcentaje a partir del cual están comprobados sus efectos. Una vez que hayas tolerado esta concentración, puedes aumentar al 15 % o al 20 %.

La niacinamida es mi ingrediente favorito y fue el elegido en 2020 a nivel mundial. Es una forma de vitamina B3 que sirve para la restauración de la piel. A partir del 4 % de concentración, tiene los siguientes beneficios:

* Minimiza rojeces e inflamación (por ejemplo, podemos usarla para las marcas de acné y para la rosácea).
* Ayuda a producir queratina, un tipo de proteína que mantiene la piel firme y saludable.

* Retiene la hidratación.

* Tensa los poros y ayuda a minimizar su apariencia.

* Protege contra los daños del sol.

* Reduce líneas de expresión y arrugas finas.

* Provee luminosidad y ayuda a la producción de colágeno.

* Mejora la barrera cutánea.

Además, a partir del 5 % de concentración, ayuda a aclarar la hiperpigmentación.

La niacinamida es para todo tipo de edades y todo tipo de pieles; en especial para personas con afecciones inflamatorias como rosácea y psoriasis, ya que tiene un efecto calmante y aclara rojeces. Suele presentarse con otros ingredientes, tenlo siempre en consideración, pero la realidad es que es un ingrediente muy bien tolerado por todas las pieles y que se puede incorporar a la rutina cuando quieras. Cuando se la combina con zinc actúa como seborreguladora y cuando está acompañada por ácido hialurónico tiene un efecto *antiage*. Viene en casi todos los formatos (sérum, crema, contorno de ojos y protector solar).

Su fórmula es estable, por lo que no reacciona con la luz ni el aire y esto la hace más duradera. Los estudios muestran que los efectos de la niacinamida se ven entre ocho y doce semanas, así que ¡paciencia y constancia!

La **vitamina E** es un antioxidante que se incorpora entre los ingredientes como complemento de otros principios (como, por ejemplo, la vitamina C). Cuando está presente en sérums o protectores solares, es un activo muy beneficioso porque potencia la fórmula. De todas maneras, suele estar en concentraciones bajas; el rango de concentración beneficiosa es de 0,5 % a 2,5 %. Este antioxidante es muy efectivo para reducir los efectos de los rayos UV y nutre e hidrata la piel, pero ten en cuenta que la vitamina E no es apta para todos. Si tienes la piel sensible, oleosa o con tendencia al acné, no es un ingrediente ideal para ti. Esto es porque al ser liposoluble puede penetrar en los poros, taparlos y causarnos granitos.

Otros antioxidantes son: el té verde, el té matcha y el resveratrol, entre otros.

TÉRMINOS BÁSICOS DE COSMÉTICOS

A veces, los comunicadores damos por sentado términos complicados y muy específicos del cuidado de la piel; por eso, para que puedas entender bien y aprovechar al máximo este libro, te compartiré ciertos conceptos que te servirán como base, muy presentes en la industria *beauty*, y que seguro te gustará aprender de qué tratan.

ÍNDICE DE COMEDOGENICIDAD

Es un término científico en la comunidad cosmética que indica la capacidad que tiene un cosmético o un ingrediente para obstruir los poros y causar comedones o acné. Esta escala va del uno al cinco, desde lo más bajo a lo más alto. Pero esto no puede verse reducido simplemente a una escala, dado que a veces se utiliza un ingrediente medianamente comedogénico pero dentro de una fórmula que lo balancea. También hay que tomar en consideración la piel de cada persona, por lo que, aunque es una buena guía, no es absoluta.

INCI

INCI (*International Nomenclature Cosmetic Ingredient*) se refiere a la lista de ingredientes reconocidos y aprobados como componentes para algún cosmético. Es una buena idea aprender sobre los ingredientes que tienen nuestros cosméticos para hacernos consumidores responsables. Por ejemplo, en algunos casos, por puro marketing, te dicen que un ingrediente tiene oro, y figura como «gold», pero, si lo buscas en el INCI ¡es un colorante! ¿No es una locura?

Otra cosa importante sobre los INCI es que los ingredientes están listados siempre de mayor concentración a menor hasta que llegan al 1% a partir de ahí pueden colocarse en el orden que el fabricante quiera. Las marcas pueden o no listar el porcentaje de sus ingredientes, pero la gran mayoría no lo hace porque así protegen la fórmula.

CADUCIDAD

En la Unión Europa el estándar es utilizar el símbolo PAO (sigla en inglés por *Period After Opening*, es decir, período desde su apertura) y una fecha de caducidad. El PAO es el logo de una tapita que indica la cantidad de meses que se puede utilizar el producto desde su apertura hasta que expire.

La fecha de caducidad siempre es la más importante, es decir, si el producto vence el 12/06/2020 pero yo lo abrí en enero y ahora estoy en diciembre, aunque el PAO diga 12M (12 meses), ese producto está caducado.

QUÉ ES EL PH

Aunque lo expliqué brevemente mientras hablamos de la estructura de la piel, este es un término que veréis muchísimo en cosmética y está bien conocerlo con más detalle.

El término pH, o «potencial de hidrógeno», se refiere a la concentración de hidrógeno en el agua.

El valor de pH indica qué tan «ácida» o «básica» es una solución acuosa.

Cualquier líquido acuoso con un valor de pH por debajo de 7,0 se considera un ácido, y cualquier valor superior a un pH de 7,0 se considera alcalino o básico.

ESCALA DE PH

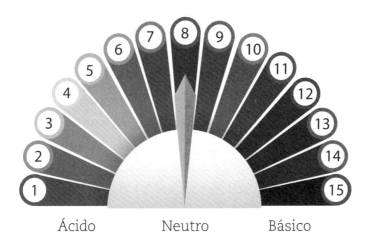

Ácido   Neutro   Básico

La piel tiene una delgada capa protectora en su superficie, conocida como el manto ácido. Este manto ácido se compone de sebo excretado de las glándulas sebáceas, que se mezcla con ácido láctico y aminoácidos del sudor para crear el pH de la piel, que oscila entre 4,5 y 7. Una piel sana estaría entre un 5,5 y 6. El manto ácido protege la piel de bacterias, hongos, virus y contaminantes ambientales. También mantiene la piel suave y flexible, y mantiene el equilibrio de la barrera de permeabilidad epidérmica.

Muchos factores pueden alterar el pH y desestabilizar nuestra piel, por eso es muy importante utilizar cosméticos que se mantengan en el pH ideal. Cada vez hay más marcas que formulan sus productos teniendo esto en cuenta y aclaran el valor del pH en sus envases.

#DADATAZO

¿Sabías que el limón tiene un pH de 2? Es extremadamente ácido y puede causar irritaciones e inflamación. Por eso no está recomendado su uso directo en la piel.

HUMECTACIÓN E HIDRATACIÓN

Son los dos términos que más oirás cuando hablamos de cuidado de la piel y, aunque muchas veces son intercambiables, tienen diferencias.

La principal diferencia es que humectar significa, básicamente, crear una capa protectora en la piel para que mantenga su humedad natural, mientras que hidratar es aportar agua e hidratación a la piel.

Por ejemplo, seguro que estos los has escuchado nombrar: el ácido hialurónico o la glicerina son excelentes hidratantes porque atraen humedad del exterior y la retienen, pero necesitan un agente oclusivo que selle esa hidratación en la piel y ahí es cuando vienen los humectantes. Suelen ser a base de algunos aceites, entre los que se pueden mencionar el aceite mineral y la parafina. Estos trabajan creando una capa protectora que previene que la humedad se «escape».

Y entonces, ¿cuál uso?

* Si tienes la piel seca, lo ideal es que uses un hidratante para mantener esa humedad que te falta el mayor tiempo posible, por ejemplo una crema con manteca de karité.
* Si tienes la piel deshidratada, necesitarás incorporar ingredientes hidratantes, como por ejemplo un sérum de ácido hialurónico.
* Si tienes la piel normal o grasa, te beneficiarás de ambos, pero tal vez me inclinaría más por hidratantes sin aceites.

En el mercado hay muchísimos productos que cumplen ambas funciones, así que seguro encontrarás el adecuado para ti.

Igualmente, aquí te dejo una tabla con algunos ejemplos para que la próxima vez que te aventures a comprar un sérum, tónico o una crema lo tengas en cuenta.

Ácido hialurónico	Hidratante
Glicerina	Hidratante
Aceites de semillas, jojoba, almendras, etc.	Humectante
Manteca de karité	Humectante
Aceite de rosa mosqueta, escualeno	Humectante
Baba de caracol	Hidratante
Aceite minreal	Humectante
Lanolina	Humectante
Ácido láctico, cítrico	Hidratante

SKINCARE NATURAL

Empecemos por entender qué es lo que se denomina *skincare* natural: así se les llama a los productos que están formulados sin ingredientes que podrían ser irritantes y que podrían «penetrar en tu piel y lastimarte», como los sulfatos, los parabenos, el aceite mineral, los ftalatos, las fragancias y la oxibenzona. Muchísimas veces se «venden» como productos libres de químicos.

Antes que nada, no olvidemos que todo es químico y la naturaleza está llena de ellos, no existe un producto «libre de químicos». Por ejemplo, ¿sabías que la piña tiene todo esto en su composición?

QUÍMICOS EN UNA PIÑA NATURAL

- Metionina

- Ácido linolénico

- 3-Metiltiopropanoato de etilo

- 2,5 Dimetilo-4-hidroxi-3(2H)-furanona

- 2-Butirato de metilo

No existe una regulación universal para todo lo que está incluido en la gran etiqueta de *skincare* natural, *green beauty* o *clean beauty*, pero en los países existen entes reguladores, como la AEMPS (Agencia Española de Medicamentos y Productos Sanitarios) en el caso de España, que se aseguran del cumplimiento de la seguridad y que, por tanto, regulan todos los cosméticos de venta libre. Todos los ingredientes que están aprobados por la AEMPS y, por la FDA (Food and Drug Association) en el caso de los Estados Unidos, están avalados por cientos de estudios, más allá de todos los mitos que existen, lo que nos permite tener total certeza de que el producto tiene los ingredientes que dice tener y que fue realizado respetando las normas de asepsia y control correspondientes. Me parece clave que hablemos de estos ingredientes que tienen mala fama injustificada para que perdamos el miedo y para que sepamos que lo regulado no es peligroso: puede suceder que algún producto o ingrediente sea incompatible con tu piel, pero eso no es necesariamente culpa del producto, sino de nuestra tolerancia a ese ingrediente. Existe mucha desinformación generada a partir de estudios sesgados, así que aquí desmitificaremos:

★ SILICONA: es un derivado de la silica (¡componente natural!) y se mezcla con oxígeno para crear diferentes tipos de siliconas. Por ejemplo, hay siliconas que son emolientes, otras que forman una capa protectora, otras que se utilizan como vehículo para otros activos y otras que le dan un aspecto suave y satinado a la piel. Sobre la silicona se dicen muchas cosas, como que empeora el acné, y esto es simplemente falso. Estudios realizados en pacientes con acné no mostraron evidencia de que empeore la afección y, de hecho, al no ser un ingrediente irritante puede ayudar con el aspecto de la piel porque ¡está comprobado que ayuda al proceso de cicatrización! También se dice que son «tóxicas». Esto es incorrecto y existe mucha investigación sobre la seguridad y toxicidad de las siliconas y se ha comprobado que son un ingrediente seguro para la piel.

★ PARABENOS: son conservantes que ayudan a que los cosméticos no se pongan feos. Hace muchos años se hizo un estudio que dio como resultado que este componente era tóxico. Pero ese estudio de 1998 no era sobre su uso cosmético, sino que fue realizado en ratas y se les inyectó una dosis cuatro mil veces más alta que la que se utilizaría en cosméticos. En 2019, a través de una declaración, la FDA aseguró que es un ingrediente seguro.

★ SLS (*sodium lauryl sulfate*): es un surfactante que ayuda a quitar el protector solar y a limpiar. Este producto también fue erróneamente catalogado como dañino, se aseguraba que producía una irritación química, pero la realidad es que su uso es muy seguro.

★ FTALATOS: son lubricantes o suavizantes. Se encuentran normalmente en productos de limpieza, cremas, esmaltes y otros productos de la piel. Se los cataloga erróneamente como «disruptores endócrinos». Actualmente está comprobado que es un ingrediente seguro dado que la concentración utilizada en cosméticos no presenta riesgos, como explica la *American Chemistry Council*.

En conclusión, estas son mis razones por las que NO recomiendo los productos «naturales» sin regular:

1. En la Unión Europea y, por tanto, en España, la AEMPS regula el cumplimiento de seguridad de medicamentos y cosméticos, pero en otros países puede no ser así, por lo que nunca está de más verificar que el producto esté regularizado.

2. No existe respaldo. Si algún producto nos da una reacción alérgica, no tenemos a quien acudir. Al no haber un responsable legal (laboratorio, legajo, etc.) estas marcas pueden simplemente desaparecer y no hacerse cargo.

3. En definitiva, son ilegales.

LOS PROHIBIDOS EN LA PIEL: MASCARILLAS CASERAS

Además del *skincare* «natural» existe otra corriente o moda, que es el uso de mascarillas caseras. Hay tres razones por las que no me gustan este tipo de mascarillas. Veamos:

1. Cuando usamos un ingrediente puro, no tiene el mismo efecto que cuando usamos una crema con extracto de este ingrediente. ¿Por qué? Por los principios activos. Por ejemplo, una crema con extracto de aguacate concentra todo lo bueno del aguacate y lo potencia de manera que tenga un verdadero impacto en nuestra piel. Junto con la ayuda de otros componentes, penetra mejor y se conserva mejor.

2. Contaminación cruzada. Nuestras cocinas no son iguales a un laboratorio. Pensemos que al preparar mascarillas caseras usamos el mismo cuchillo que utilizamos para cortar la carne u otros ingredientes que no deberían estar en contacto directo ni indirecto con nuestro rostro.

3. No estamos ahorrando dinero. Puede darnos la ilusión de que usar mascarillas caseras es más económico, pero no nos olvidemos que este tipo de mascarillas son de un solo uso. Al no tener conservantes no podemos guardarlas porque nada evita que se generen hongos y bacterias. Por lo tanto, nos conviene invertir un poco más de dinero en una mascarilla que podremos usar más de una vez.

Ahora, profundicemos un poco en los ingredientes y el peligro que conllevan. Para empezar, debemos recordar la explicación de pH que hemos visto más arriba. Es importante siempre tener en cuenta que nuestra piel tiene un pH de 5,5 y que todos los productos que usemos deben respetar ese equilibrio. Para lograr esto, las cremas y cosméticos tienen aditivos que balancean el pH (lo suben y lo bajan según lo que sea necesario).

El limón, por ejemplo, tiene pH 2, es decir, es MUY ácido. Aplicarlo directamente sobre la piel altera el pH y la saca de su balance natural. Además es fototóxico: si nos ponemos en contacto con el sol después de aplicar limón no solo podemos manchar nuestra piel de modo irreversible, sino que también podemos llegar a quemarnos con ampollas.

En el caso del bicarbonato de sodio ocurre al revés: su pH es de 9. Destruye totalmente la barrera de hidratación, lo que resulta en una piel opaca, seca y también con posibles granitos. Siguiendo en esta línea recordarás que antes hablé de la pasta de dientes, que a diferencia del bicarbonato contiene otros ingredientes, como menta y alcanfor, que irritan la piel.

El huevo no solo tiene grandes riesgos de contaminación por la materia fecal que lo rodea: poner huevo sobre la piel nos pone en riesgo de irritaciones, alergias y hasta salmonella. El peligro aumenta si tenemos algún granito o herida abierta.

Por otra parte, algunos ingredientes no son seguros para el rostro porque no tenemos la posibilidad de refinarlos en casa; por ejemplo, la avena, las nueces y otros granos. Esto nos puede causar microdesgarros, que, si bien a simple vista no se detectan, a la larga nos producen arrugas; estas microlesiones pueden actuar como puerta de entrada para bacterias y hongos.

Y por último tengo que mencionar al aceite de coco. ¿Recuerdas la escala comedogénica? A modo de recordatorio:

esta escala mide el grado en que un producto tapa los poros (en el 1 se encuentran los que menos tapan y en el 5, los que más) y está vinculada al peso molecular. Bueno, el aceite de coco está en ¡¡¡un 4!!! Puede que a algunas personas no les haga daño, pero para la mayoría no funciona y tampoco trae ningún beneficio adicional como para arriesgarse.

En conclusión, hay muy pocos productos que se recomienden para el uso en el hogar. Es preferible pensar a largo plazo, no desesperar y buscar una mascarilla económica, segura y que sirva para más de un uso.

CONSEJO DE ESPECIALISTA

Patricia E. Fernández, cosmetóloga (@amadorablog)

En cosmetología, las mascarillas se utilizan para aportar a la piel un beneficio puntual en el marco de un tratamiento. A menudo se aplican para dar luminosidad, hidratación, para descongestionar después de extraer puntos negros, para tensar o para equilibrar los niveles de sebo. Para esto pueden utilizarse mascarillas cremosas, arcillas, barros o aditivos.

¡Hay tantos tipos de mascarillas como necesidades de la piel! Y también distintas texturas y técnicas de aplicación. Su efecto dependerá de los ingredientes elegidos según el tipo de piel de cada paciente.

Una de las técnicas que muchas cosmetólogas y cosmiatras adoptan consiste en pincelar sobre la piel activos clave como péptidos, vitaminas o extractos naturales y colocar sobre ellos una capa de gasa que funciona como oclusivo. Esto quiere decir que los ingredientes se ven «obligados» a penetrar y estar en contacto con la piel de una manera más intensa y continúa.

El mercado cosmético ha sabido trasladar esta técnica para uso domiciliario con las *sheetmasks,* mascarillas de fibra de algodón o fibra de celulosa sintética que ya vienen con la forma de una cara, con sus correspondientes agujeritos para ubicar ojos, nariz y boca.

Estas mascarillas vienen en dosis individuales, completamente embebidas en ingredientes buenos para la piel que en 20 minutos dejarán una sensación de hidratación o un efecto de piel descansada y rejuvenecida.

El uso ideal es semanal, pero también se pueden usar en ocasiones especiales o antes del maquillaje.

Recomiendo elegir una mascarilla según el aspecto particular que se busca mejorar:

★ Para un shock de hidratación y sentir la piel más elástica y libre de líneas finas, lo ideal son las mascarillas que contienen ácido hialurónico.

★ Si lo que se desea es calmar o atenuar rojeces en una piel irritada o que estuvo todo el día al sol, sugiero mascarillas con extractos naturales descongestivos como manzanilla, hamamelis o cardo mariano. Si tienen alantoína, aún mejor.

∗ Para ganar luminosidad inmediata y perder el tono opaco y estresado, lo mejor es elegir mascarillas con niacinamida, extracto de perla o ácidos frutales. Las mascarillas de vitamina C también son eficaces.

Si bien estas mascarillas fueron popularizadas por la industria cosmética coreana, desde hace algunos años distintas marcas comenzaron a producir sus propias versiones.

Capítulo 8

---◆---

De la
TEORÍA
a la
PRÁCTICA

Teniendo en cuenta todo lo que hemos visto hasta ahora, te dejo este diagrama a modo de resumen de los pasos que componen una rutina de *skincare* facial. ¡Recuerda que los pasos obligatorios son limpieza, hidratación y protección!

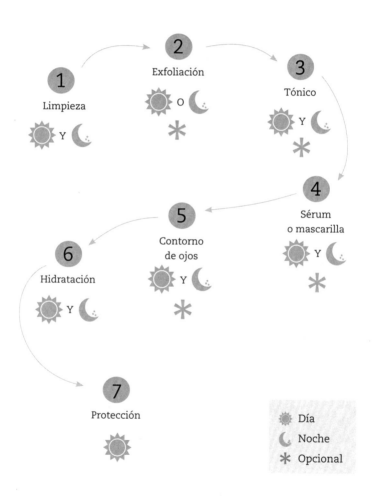

MI LIMPIADOR NO FUNCIONA, ¿QUÉ HAGO?

A veces puede suceder que sientas que el limpiador no te deja la cara como te gustaría. Por ejemplo, si tienes la piel muy grasa, puede que en alguna época de más calor te quedes corta con un limpiador más suave. Si sientes que con tu limpiador no alcanza para controlar el sebo, puedes usar uno con ácido salicílico una o dos veces a la semana. En cambio, si tu piel se seca, deberías buscar un limpiador con ingredientes calmantes y que sea muy suave con la piel. La clave para elegir un limpiador es siempre buscar uno que esté hecho a base de agua y evitar los jabones en barra e ingredientes irritantes, como:

* Bicarbonato de sodio
* Alcoholes irritantes
* Menta
* Hamamelis
* Fragancias
* Cítricos
* Pimienta
* Alcanor

¡¿CUANTO ME PONGO?!

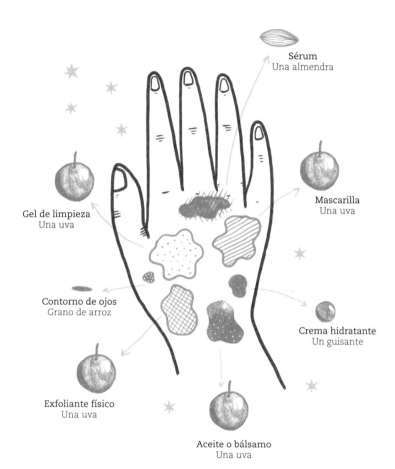

Sérum
Una almendra

Mascarilla
Una uva

Gel de limpieza
Una uva

Contorno de ojos
Grano de arroz

Crema hidratante
Un guisante

Exfoliante físico
Una uva

Aceite o bálsamo
Una uva

GUÍA DE COMBOS

RETINOL + VITAMINA C: si no están formulados en el mismo producto pueden irritar y es mejor aplicar la vitamina C de día y el retinol de noche.

AHAS/BHAS + RETINOL: riesgo de sobreexfoliar. Alternar los días de uso y que sean los dos siempre de noche.

VITAMINA C + NIACINAMIDA: hay que ir probando, puede llegar a causar rojeces dependiendo del producto pero en la actualidad suelen complementarse bien. En el caso de experimentar irritación, separa la vitamina C de día y niacinamida de noche.

NIACINAMIDA + AHAS/BHAS: dependerá de la fórmula de cada producto y de tu tipo de piel.

NIACINAMIDA + RETINOL: son excelentes juntos para calmar la irritación que pueda causar el retinol.

VITAMINA C + AHAS/BHAS: no mezclarlos a menos que vengan en el mismo producto. ¡Especial atención a los geles de limpieza para pieles mixtas!

ARCILLAS + AHAS/BHAS: otro combo con riesgo de sobreexfoliación. Lo mejor es alternar los días de uso y ambos de noche.

ÁCIDO HIALURÓNICO: no tiene contraindicaciones. Se puede usar de día y de noche.

TRATAMIENTO PARA EL ACNÉ + RETINOL: tratamientos como Adapalane, Benzoyl Peroxide, Effaclar Duo, entre otros, pueden ser muy fuertes. Te recomiendo alternar el uso.

¡PLANEA TU RUTINA!

Con todo lo que has aprendido, ¿cómo será tu rutina? Te dejo una tabla para que puedas diseñarla a tu gusto y preferencia. Como hemos visto, lo ideal es que vayas comprando los productos poco a poco y que incorpores los pasos opcionales a medida que te sientas cómodo /a con el ABC.

Paso	¿Día, noche o ambas?	Tipo de producto	Marca elegida

CALENDARIO DE RUTINA Y TUS PROPIAS RESEÑAS

Otro paso clave es ¡reseñar tus productos! Es muy importante registrar qué producto incorporamos a la rutina y qué efectos notas que tiene en tu piel. Obviamente no hace falta que hagas esto siempre, pero sí al incorporar productos nuevos o cambiar de marca.

Fecha	Producto	Cómo lo apliqué	Beneficios y efectos

GUÍA DE VIAJE

¿Qué ocurre cuando viajamos? ¿Cómo nos cuidamos? ¿Qué cosas nos conviene llevar?

En ambientes cerrados, (como el avión o el bus) el aire es seco y reciclado; es por eso que, cuando estamos viajando, podemos sentir la piel seca y tirante, o peor, grasosa, debido a que nuestro cuerpo quiere compensar la falta de humedad y produce aceite en exceso.

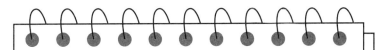

TIPS PARA ANTES, DURANTE Y DESPUÉS DE TU VIAJE.

ANTES

➤ Tomar mucha agua.

➤ Realizar la rutina en el hogar antes de salir.

➤ Te puedes hacer una mascarilla hidratante la noche anterior.

➤ Si viajas en avión, antes de abordar, ponte protector solar. Si es un vuelo largo, acuérdate de reaplicar.

DURANTE

➤ Aplicar bálsamo en los labios.

➤ Tomar agua y evitar bebidas diuréticas que puedan deshidratarnos.

➤ Puedes aplicar agua termal en el rostro si sientes la necesidad.

DESPUÉS

➤ Doble limpieza OBLIGATORIA.

➤ Si tienes un rodillo de jade o una cuchara fría, aplícala en la zona de contorno para deshinchar.

➤ Puedes aplicarte una mascarilla.

➤ Finaliza con una crema hidratante.

Algo muy importante a tener en cuenta:

* No se recomienda el uso de ácido hialurónico en el avión porque su objetivo es atrapar la humedad, y si no tiene humedad para atrapar (recordemos que el aire en los espacios cerrados es seco), «chupará» la humedad natural del rostro, lo cual puede terminar comprometiendo la barrera de la piel.

* Tampoco se recomiendan las mascarillas de tela. No solo por lo que acabo de explicar sobre la humedad, sino porque también el avión, al tener un aire reciclado, crea un ambiente favorable a bacterias que pueden provocar un brote.

* Aunque las vacaciones pueden parecer el momento ideal para probar productos nuevos, yo diría que en realidad es un rotundo no. Lleva un kit de viaje con lo que usas siempre y deja la experimentación para casa, porque, si algo te provoca reacción, es más complicado y más estresante lidiar con ello durante las vacaciones.

Ahora sí, ¿cómo puedes armar tu kit de viaje? Mi kit favorito está compuesto por dos botecitos, tres frasquitos tipo *spray*, un gotero y una palita. No solo es más cómodo para llevar en la maleta, sino que además este tipo de kits tienen más usos. Si vas al gimnasio o a nadar, puedes usarlo para guardar tu jabón, acondicionador, champú, etc. También es perfecto para llevar si no dormimos en casa; así no saltamos la rutina pero tampoco ocupamos tanto espacio. Los productos que lleves dependerán de tu rutina, pero aquí te dejo algunos consejos para que consideres a la hora de prepararlo:

* Prepara un kit que contenga un gotero y una palita. Son claves para que no estemos tocando con nuestros dedos los botes y así contaminarlos; cuanto menor contacto tengamos con el producto, mejor.
* Asegúrate de que tus productos sean aptos para la luz. Por ejemplo: yo no puedo llevar mi sérum de vitamina C porque se arruinaría, entonces llevo uno de ácido hialurónico, y lo uso de día y de noche.
* Otra cosa indispensable cuando viajamos: protector solar. Llévalo en su envase original, ¡porque se oxida al contacto de la luz!

¡Ya estás listo para viajar y no abandonar la rutina!

PREGUNTAS FRECUENTES

Entre las preguntas más frecuentes que recibo se repiten: *cómo aplicar la rutina cuando hacemos ejercicio físico y cuando estamos de vacaciones.* Yo tengo mi resumen de los pasos a seguir según el tipo de actividad y el momento del día en que la realices; esta guía no es infalible porque no hay una verdad absoluta sobre este tema pero, en mi opinión, experiencia y tras consultar con colegas, me parecen buenas alternativas para no limpiar en exceso el rostro y aprovechar nuestros activos al máximo.

EJERCICIO

* **A PRIMERA HORA**
   - **A.** Realizar una limpieza simple con agua.
   - **B.** Aplicar protector solar.
   - **C.** Ejercitar.
   - **D.** Realizar la rutina completa.
* **POR LA TARDE**
   - **A.** Realizar la rutina completa a la mañana.
   - **B.** Ejercitar.
   - **C.** En el momento del baño, usar un gel o micelar (y enguajar con agua).
   - **D.** Aplicar protector solar.
* **POR LA NOCHE**
   - **A.** Realizar la rutina de día completa
   - **B.** Ejercitar.
   - **C.** Realizar la rutina nocturna después de bañarse.

NATACIÓN

Existen cremas específicas que se pueden comprar que son como un escudo para el cloro. Si no tenemos acceso a comprar esas cremas, podemos cuidarnos haciéndonos la rutina completa recién salidos de la piscina. Es clave enjuagarnos el cloro de nuestro rostro y de nuestro cuerpo lo más rápido posible.

* A PRIMERA HORA
  A. Realizar una limpieza simple.
  B. Aplicar protector solar.
  C. Realizar la rutina completa de día después de nadar.

VACACIONES

* EN LA PLAYA
  • Si vamos a ir a la playa o a la piscina y vamos a meternos en el agua al instante, es recomendable que guardemos los antioxidantes para nuestro regreso.
  • Si vamos a la playa pero solo a tomar sol un rato y no nos vamos a meter en el mar, entonces sí es mejor aplicar los antioxidantes porque nos ayudarán a proteger la piel de los radicales libres del sol.

- Para cuidar la piel de la sal del mar, si tenemos la posibilidad de enjuagarnos con agua dulce, nos ayudará mucho para evitar que se reseque.

- ¡Secarse! Si dejamos que la piel se seque con el aire, se deshidrata. Así que es importante que nos sequemos bien con una toalla.

★ EN LA MONTAÑA

- Si vamos a realizar actividades deportivas, lo mejor es utilizar un protector solar que sea deportivo o resistente al agua y a la transpiración. ¡No te olvides de reaplicar!

¿CONOCES LA K-BEAUTY?

K-Beauty es un concepto proveniente de Corea (pero se extiende a toda Asia en general) y la idea es favorecer el cuidado de la piel antes del maquillaje, darle un aspecto liso y luminoso, también llamado *glass skin* y, ¿cómo logran esto? Con una rutina de diez pasos en la que se aplican los productos de menor a mayor viscosidad.

A medida que fue creciendo el *boom* del cuidado de la piel, de repente todos los ojos estaban en los productos coreanos, innovadores, complejos y con ingredientes no muy comunes en el mercado occidental. Así que naturalmente, todos queremos ser parte y probarlo. ¿Dónde más podrías encontrar una crema con baba de caracol si no es en K-beauty?

LOS FAMOSOS DIEZ PASOS

¿Cuáles son los pasos diarios de esta rutina? Primero, la doble limpieza obviamente; a veces hasta realizan una triple, porque quitan el maquillaje de los ojos con un producto específico, luego un aceite/bálsamo (1) y luego el gel de limpieza (2). Los siguientes pasos son un exfoliante (3), un tónico (4), una esencia (5), una ampolla o sérum (5), una mascarilla (6), un contorno de ojos (7), una crema de día/noche (8), otra crema o máscara de noche (9) y de día un protector solar (10).

Agotador, ¿no? Esto lo realizan todos los días o casi todos los días (alternando tal vez la exfoliación). Habréis notado que los productos son los mismos que nombramos a lo largo de todo el libro, excepto por la esencia, por lo que pasaré a explicaros brevemente qué es y cómo se usa. Aunque en el mercado occidental hay pocas disponibles, cada vez se innova más y próximamente creo que tendremos más opciones.

Una esencia, según la marca, puede actuar como un tónico más viscoso o un sérum, es a base de agua y tiene activos por lo general hidratantes o antioxidantes. Es importante saber que las esencias no tienen ingredientes que las sellen, entonces sí o sí necesitamos terminar la rutina con una crema o protector solar. Tampoco suelen tener alcohol y se aplican con la mano, aplicando unas gotitas en las palmas, frotando y luego apoyando las palmas sobre la piel. Personalmente probé varias esencias de K-beauty y me gustan mucho, pero las suelo usar en reemplazo del sérum/tónico común para no cargar mucho la piel.

Una amiga lanzó su propia marca de K-beauty en Argentina y le pregunté qué era K-Beauty para ella. Me gustaría que conozcas su experiencia.

TESTIMONIO DE ESPECIALISTA

Deborah Kim, cosmetóloga (@ladebkim)

¿Qué es K-Beauty para mí? Es lo que me enseñaron por primera vez cuando tenía catorce años. Es una rutina sistemática de pasos, en donde se aplica algo líquido, a algo un poco más denso, y luego, con el pasar del tiempo, podríamos aplicarnos más productos, hasta llegar a lo que hoy se conoce como la rutina de 10 pasos. K-Beauty para mí también es toda una cultura; de pequeñas nos enseñaban a usar los productos y en qué orden, y usabamos productos coreanos que vendían negocios de la comunidad o que la gente traía de regalo de sus viajes. Es también una iniciación a la adultez, algo que te regalan cuando ya eres «mujer», y que es parte de tu rutina diaria para el resto de tu vida. Además, la K-Beauty es algo cultural, algo que nos diferenciaba del resto de los argentinos. Un ritual especial que solo conocíamos nosotras, con productos que no se consiguen en locales argentinos. Hoy K-Beauty es para todos, no existen géneros ni clase social. Se puede hacer con productos de todos los precios, y lo más especial es notar que, gracias a Dada, mucha gente tiene acceso a esta información y la posibilidad de poder hacer una rutina K-Beauty con productos accesibles si es que así lo desean.

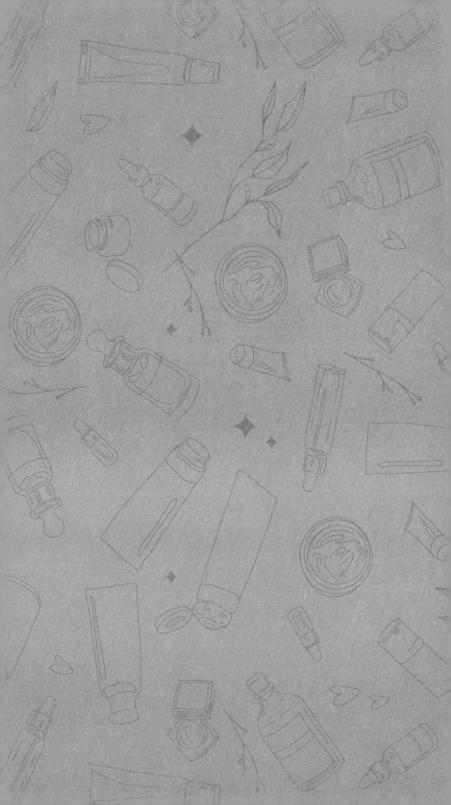

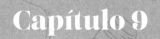

Capítulo 9

QUE NO TE PILLE DESPREVENIDO

Empezar a cuidarnos la piel puede ser abrumador, así que aquí te dejo algunos tips y errores frecuentes pensados para principantes. Siempre investiga lo que sea algo particular para ti y recuerda consultar con tu dermatólogo.

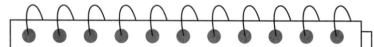

TIPS PARA PRINCIPIANTES

- Si vas a utilizar agua micelar de forma continua, enjuaga el rostro después; aunque si vas a usar gel, puedes pasar directamente a ese limpiador sin enjuagar.
- Si no quieres hacer la rutina completa o estás comenzando, lo vital es una buena limpieza y una buena hidratación final. Nada más. El resto se puede ir incorporando poco a poco.
- Protector solar. Nunca, nunca podemos olvidarnos del protector solar. Aunque no usemos maquillaje, hay que invertir en uno y siempre aplicarlo como último paso de la rutina de piel diaria.
- Sé consistente. Sé que puede ser difícil pensar en hacer la rutina nocturna cuando llegamos muy tarde o estamos cansados, pero la consistencia es lo que nos dará resultados. El cuidado de la piel es una inversión a largo plazo.
- Puedes empezar cuando quieras a cuidarte la piel, por supuesto no necesitas mil sérums y tónicos e hidratantes con retinol si tienes veinte años, pero una buena rutina básica no le viene mal a nadie.
- PACIENCIA.

ERRORES FRECUENTES

⋆ LAVARSE DEMASIADO LA CARA. Empezamos la rutina, nos entusiasmamos y ahora nos lavamos la cara cuarenta veces al día. Eso nos resecará y hará que el rostro se engrase.

⋆ EXFOLIAR DE MÁS O EXFOLIAR MUY FUERTE. Recuerda que, si usas exfoliantes físicos (con gránulos), tienes que ser muy suave y comenzar con el rostro húmedo previamente. Empieza con una frecuencia de una vez a la semana y, si quieres, puedes subir a dos días a la semana a medida que lo toleres, pero los exfoliantes clásicos suelen ser muy fuertes así que ¡con cuidado! No combines ni acumules ácidos salicílicos ni glicólicos. Realiza la exfoliación siempre con movimientos suaves (a menos que el producto sea químico y haya que dejarlo actuar sin hacer nada). Si no te gusta exfoliar, quiero que sepas que ¡no tienes que hacerlo! La piel se renueva sola una vez al mes.

⋆ APLICAR MUCHO PRODUCTO. De todo generalmente necesitamos muy poco. Esta es una guía de tamaños que a mí me ayuda mucho:

- Para cremas (pies, cuerpo, manos): tamaño de un guisante.
- Para sérums, contorno o tratamientos: tamaño de un grano de arroz.

- Para limpiadores, tónicos y mascarillas: tamaño de una uva.

★ HACER TODA LA RUTINA DIRECTAMENTE ANTES DE IR A DORMIR. Dale un tiempo a los productos para que se absorban; si no, perderás los productos en la almohada. Con hacerlo de una a tres horas antes de irnos a dormir está perfecto.

★ NO USAR PROTECTOR SOLAR. Ninguna crema arreglará el daño permanente que nos causa el sol. Usar protector es la mejor prevención.

★ OLVIDARSE DEL CUELLO Y ESCOTE. Son parte de la rutina, ¡no los olvidemos!

★ EXPLOTAR LOS GRANITOS. ¡¡¡No los explotes!!! Aguántate las ganas. Consejo: invierte en unos parches de granitos, los esconden y permiten que se curen sin dejar cicatriz porque no los estamos tocando. También puedes usar aceite del árbol del té para que cicatricen más rápido.

★ ENTUSIASMARSE COMPRANDO TODO A LA VEZ Y USARLO LA MISMA NOCHE. La piel necesita tiempo para acostumbrarse a los productos nuevos, y si aplicamos todos a la vez y nos da una reacción, no sabremos cuál fue.

★ NO REALIZAR TEST DE ALERGIA. Siempre antes de probar un producto nuevo, es mejor aplicar un poco en la cara anterior del codo y en el cuello debajo de la oreja, esperar 24 horas y luego ver si hubo alguna reacción desfavorable. Que una crema te provoque reacción no significa necesariamente que sea mala, simplemente, tal vez, no es para tu tipo de piel.

PRODUCTOS QUE HAY QUE USAR CON CUIDADO

Y ahora vamos a algo menos festivo. Te quiero contar sobre algunos productos que no me gustan y el porqué. Esto no significa que estén «cancelados», ni que haya que desconfiar si te los recomendaron. Es mi opinión basada en mi investigación, pero, si eres principiante, ¡mi camino andado te sirve de punto de partida!

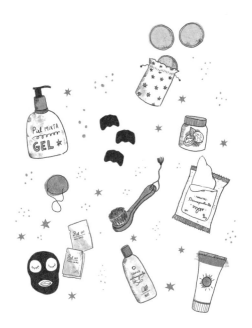

★ TOALLITAS DESMAQUILLANTES. Generalmente ya no están recomendadas para la limpieza del rostro por tres razones: son muy abrasivas para la piel y requieren que frotes; no quitan bien el maquillaje, sino que lo van barriendo de un lado a otro y pueden tapar los poros; y por último, son pésimas para el medio ambiente.

★ TIRAS PARA PUNTOS NEGROS. Son una solución temporal que puedes usar muy de vez en cuando, pero la realidad es que no atacan el problema. El tirón de la piel es irritante y solo estás quitando la capa superior. Y estás quitando, además, filamentos sebáceos que ayudan a controlar los aceites naturales de la piel. Esto puede llevar a que se produzca un exceso de sebo y se tapen los poros.

★ CEPILLOS FACIALES. Uno de los errores más comunes al cuidarse la piel es la sobreexfoliación. Utilizar un cepillo para la limpieza puede causar irritación y eventualmente engrosamiento de la piel. Si tienes piel sensible/rosácea, mi consejo es evitarlo totalmente. Si tienes piel normal/mixta/grasa y quieres, podrías usarlo, pero un par de veces a la semana y con cuidado de no sumar otras exfoliaciones a la rutina. Para mí, es un desperdicio de dinero.

★ MÁSCARAS *PEEL OFF*. Otro producto que es muy agresivo para la piel: hay que tirar demasiado y no solo nos estamos llevando los puntos negros, sino que también estamos exfoliando la capa superior de la piel y puede irritar y causar un desequilibrio.

★ GELES PARA PIELES MIXTAS. ¡Especial cuidado con todos los que tengan ácidos en sus listas de ingredientes! Suelen ser muy fuertes para usar todos los días. A mí me encanta usarlos, pero dos o tres veces a la semana. Más que esa frecuencia no: pueden resecarnos la piel, dejarla roja, tirante y a la larga causar el efecto inverso y que se nos engrase más el rostro. Yo prefiero recomendar un gel suavecito que, seguro, su uso diario no hará daño; lo mismo aplica a geles exfoliantes con ácidos, hay que tener cuidado porque algunos pueden ser muy fuertes, mejor empezar con algo suave.

★ EXFOLIANTES CON CÁSCARAS DE NUECES O ZUROS PARA EL ROSTRO. Por la manera en que se pulverizan, suelen quedar con bordes afilados y, al pasarlos, pueden causar microdesgarros, que llevan al engrosamiento de la piel y a un aspecto opaco con más tendencia a desarrollar arrugas.

★ TÓNICOS ASTRINGENTES. No es que sean malos, sino que hay que considerarlos como una leve exfoliación y, si contienen ácidos o mucho alcohol, pueden resecar. Si quieres usarlos, considéralo para un par de veces a la semana y no todos los días, y complementa con otro tónico hidratante sin alcohol.

★ CREMAS CON PROTECTOR SOLAR PARA ANTES DE IRNOS A DORMIR. Para retirar eficientemente el protector solar, necesitamos realizar una doble limpieza ya que el gel no suele lograrlo por sí solo. Por otro lado, son más pesadas molecularmente y no son tan hidratantes, lo cual puede ser contraproducente. Mejor comprar siempre cremas sin protector si queremos ahorrar y hacer 2x1 (día y noche).

Agradecimientos

No puedo creer que esté sentada escribiendo agradecimientos de un libro, perdón por el lapsus de *shock* pero tenía que dejarlo asentado.

Me gustaría agradecer primero a mi madre, gracias por hacerme leer desde los cuatro años y fomentar mi mente curiosa. Por cada actividad que yo quería hacer has estado allí, alentándome. También gracias por siempre corregirme algún error de sintaxis cuando se me escapa y espero que este libro esté a la altura de tus estándares de doctora en Letras.

Gracias a Lucas Ponti por escribir el prólogo, por acompañarme y por apoyarme en este viaje loco que es crear un libro sobre un tema tan complejo y tan divisivo entre profesionales.

Gracias a Patricia Fernández por tu ayuda cuando me trababa, por corregir cuando se me quemaba el cerebro y por tu acompañamiento constante.

Gracias a mis colegas y compañeras de creación de contenido: Belén Garrido, Victoria Paes de Lima, Kathy Pimpa, Deborah Kim. Este último año y medio nos hemos ayudado y empoderado, y es también gracias a vosotras que me he animado a hacer esto.